# 帕金森病
# 血管基础与管理

主　编　蔡志友

北　京

# 内 容 简 介

随着全球老龄化的进展，帕金森病作为一种严重危害中老年人健康的脑血管疾病广受关注。本书剖析了帕金森病的血管基础，从帕金森病的发现、流行病学、发病机制、临床表现、防治及管理等方面展开阐述。全书共十一章，内容包括帕金森病的血管机制、血管性帕金森综合征，以及脑血流动力学、血脑屏障、脑小血管病、血压、糖代谢异常、胆固醇、高同型半胱氨酸与帕金森病，最后探讨了环境因素及生活习惯对帕金森病的影响。

本书适用于神经科学医务工作者、神经内科专业研究生阅读参考。

---

**图书在版编目（CIP）数据**

帕金森病血管基础与管理/蔡志友主编.—北京：科学出版社，2024.3
ISBN 978-7-03-078269-4

Ⅰ.①帕…　Ⅱ.①蔡…　Ⅲ.①帕金森综合征—诊疗　Ⅳ.①R742.5

中国国家版本馆CIP数据核字（2024）第060517号

---

责任编辑：康丽涛　刘　川/责任校对：张小霞
责任印制：赵　博/封面设计：吴朝洪

**科学出版社** 出版
北京东黄城根北街16号
邮政编码：100717
http://www.sciencep.com

北京科印技术咨询服务有限公司数码印刷分部印刷
科学出版社发行　各地新华书店经销

\*

2024年3月第 一 版　开本：880×1230　1/32
2025年1月第三次印刷　印张：6 1/2
字数：200 000
定价：68.00 元
（如有印装质量问题，我社负责调换）

# 《帕金森病血管基础与管理》编委会

谢代鑫（重庆市人民医院　重庆市医学科学院）

蔡志友（重庆市人民医院　重庆市医学科学院）

樊海霞（山西医科大学第一医院）

潘亭羽（重庆市人民医院　重庆市医学科学院）

# 前　　言

　　自 1817 年詹姆斯·帕金森（James Parkinson）在他的《震颤麻痹之随笔》（*An Essay on the Shaking Palsy*）中第一次对帕金森病（Parkinson's disease，PD）进行了临床描述之后，人们对帕金森病的研究已经过了漫长的 200 多年。帕金森病是一种慢性、进行性加重的神经系统变性疾病，多发于中老年人，临床表现为静止性震颤、运动迟缓、肌强直和姿势步态异常等。随着我国居民人均寿命逐年延长，社会老龄化问题日趋显著，预计我国帕金森病患病人数将从 2005 年的 199 万人上升到 2030 年的 500 万人。这将对我国的医疗及社会体系带来巨大的影响，因此，探讨帕金森病的病因机制对于指导帕金森病的诊断、治疗和预防，提高患者的生活质量具有重要的医疗价值、经济价值及社会价值。

　　多年来，帕金森病一直是基础医学研究与临床医学研究的热点之一，一大批科学家、学者和临床医生致力于帕金森病的病理生理机制研究。截至目前，帕金森病发病的分子机制尚未完全明确，但是已提出很多假说，如 α-突触核蛋白累积、线粒体功能障碍、神经炎症、氧化应激等，而有关血管因素对帕金森病的影响却较少有讨论。脑血管是供应人体大脑组织养分的重要通道，血管因素参与到帕金森病发生发展的多个环节，然而国内尚未见有系统介绍帕金森病血管基础方面的专著。《帕金森病血管基础与管理》以帕金森病血管基础为核心，深刻剖析帕金森病血管基础发病机制，系统阐释帕金森病血管基础研究进展。

本书主要面向神经科学研究者、医学生、医务工作者阅读参考。力求语言简洁明了，重点突出，以便于读者理解和参考。由于编者水平有限，书中难免有不妥之处，恳请各位同仁及广大读者给予指正，在此先致谢意。

蔡志友

2023 年 8 月 20 日

# 目　　录

# 第一章　帕金森病概述

帕金森病（Parkinson's disease，PD）又称震颤麻痹，是常见于中老年人的神经系统变性疾病。帕金森病的症状和诊断通常出现在生命周期的较晚阶段，发病的平均年龄为64~66岁。欧美国家60岁以上人群帕金森病患病率达1%，80岁以上超过4%。我国65岁以上人群患病率为1.7%。由于人口老龄化日益加剧，预计我国在未来几年，帕金森病患者的人数将大幅增长，到2031年40岁以上的患病人数将增加65%。目前帕金森病已成为医学研究中的一个重点领域。

大多数帕金森病患者的病因尚不清楚，仅在5%~10%的病例中确定了遗传原因。帕金森病的病理特征是黑质致密部多巴胺能神经元的进行性退变和路易体形成，导致纹状体区多巴胺递质减少、多巴胺与乙酰胆碱递质失衡。在症状出现时，黑质致密部大约60%的多巴胺能神经元通常已经丢失。其临床表现包括以震颤、肌强直、僵硬、运动迟缓、姿势平衡障碍为主的运动症状和以睡眠、嗅觉、自主神经、认知和精神障碍等为主的非运动症状。这些障碍会影响日常工作，如走路、写字、穿衣和吃饭，对患者的生活质量产生明显的负面影响，导致帕金森病患者的生活质量显著降低，82%的患者会出现中度到重度残疾。目前帕金森病的治疗是基于多巴胺的替代疗法，脑深部电刺激（DBS）适用于晚期疾病，但至今还没有任何疗法可以阻止帕金森病神经退行性病变的进展、演变。

我国是目前世界上人口最多的国家，未来我国帕金森病患病人数将从2005年的199万人上升到2030年的500万人。随着疾病的进展，帕金森病的运动和非运动症状会逐渐加重：一方面会损害患者本身的日常活动，另一方面，也会带来巨大的社会和医疗负担。帕金森病已成为公认的医学和社会学难题，已引起各国政府和研究人员的广泛重视。因此，探讨帕金森病的病因机制对于指导帕金森病的诊断、治疗和预防，提高患者的生活质量具有重要的医学价值和社会价值。

# 第一节　帕金森病的发现与命名

早在古代就有人类对类似帕金森病症状的记载。公元前 2500 年古代印度医书《阿育吠陀》中，记载了一种名为"坎帕吠陀"（kampavata）的疾病，其特点类似帕金森病的症状，包括颤抖、运动障碍、僵硬、痴呆等。治疗坎帕吠陀的药物为刺毛黧豆（*Mucuna pruriens*）和 *Hyoscyamus reticulatus* 的草药种子，这些草药种子可能含有抗多巴胺能和胆碱能成分。1937 年经化学成分分析法证实了 *Mucuna pruriens* 的种子确实含有左旋多巴。中国古代对震颤和僵硬的描述早在公元前 425—221 年的《黄帝内经》中就已出现，并被编入中医体系，其治疗所用的金谷酒、天麻块茎均被现代医学证明含有抗胆碱能和多巴胺能特性的活性成分。其他如古埃及的草纸文献、《圣经》和盖伦的著作中也都有过类似症状的描述。但自盖伦之后则未见类似的症状纪录，直到 17、18 世纪，西尔维斯（Franciscus Sylvius）、高比乌斯（Hieronymus David Gaubius）、亨特（John Hunter）及肖梅尔（Auguste François Chomel）等才又开始记录该疾病的相关资料。文艺复兴时期的达·芬奇和伦勃朗对帕金森病和震颤也有相关描述，尽管这些描述的真实性仍有争议。启蒙时期的文学参考文献则记载了著名哲学家托马斯·霍布斯（1588—1679）的疑似帕金森病病史：1650 年，在他 62 岁之前在法国时开始出现手部颤抖的症状，并且逐渐加重，在 1655 年或 1656 年后他就不能很好地写字了。虽然这些历史参考文献中描述了帕金森病的一些临床症状，但均未将这一系列具有相似特征和体征的病例总结为一个综合征。直到 1817 年，英国医师詹姆士·帕金森（James Parkinson）的论文《论震颤性麻痹》（*An Essay on the Shaking Palsy*）问世，他描述了 6 个病例，其中 3 个只是在街上偶然看到的。他描述了帕金森病的典型症状，包括静止性颤抖、步态及姿势异常、肢体僵硬、肌力减退等，并记录了疾病的进程。之后，特鲁索（Armand Trousseau）、高尔斯（William Richard Gowers）、威尔森（Samuel Alexander Kinnier Wilson）和欧勃（Wilhelm Heinrich Erb）等又对该疾病进行了更深入的研究。在该疾病的早期研究者中，让-马丁·夏克特（Jean-Martin Charcot）在 1868~1881 年对该疾病进行了详细的研究，留下了不可磨灭的贡献，并将该疾病定名为"帕金森病"，以纪念詹姆士·帕金森。除此之外，他还给出了肌肉僵硬（rigidity）、无力（weakness）和动作迟缓（bradykinesia）的明确定义。

之后，研究者对帕金森病的研究愈加深入。1912 年，弗德里克·路易（Frederic Lewy）在观察病变脑神经组织后，发现在显微镜下的组织中可看到一种特殊颗粒状构造，后人将其命名为路易体（Lewy body）。1919 年，康士坦丁·特列季亚科夫（Konstantin Tretiakoff）发现该病患者主要受损的区域为中脑的黑质，但当时该发现并未受到重视。直到 1938 年洛夫·海瑟勒（Rolf Hassler）在研究著作中进一步证实了该发现，特氏的发现才被人们接受。1950 年，阿尔维德·卡尔森（Arvid Carlsson）和奥莱·霍尼克维兹（Oleh Hornykicwicz）分别对于多巴胺的神经功能及其对帕金森病的影响进行深入研究，使人们对于该疾病的生化机制有了更充分的了解。1997 年，斯皮兰蒂尼（Maria Grazia Spillantini）、特罗扬沃斯基（John Q. Trojanowski）和高德（Michel Goedert）等发现了路易体的主要成分为α-突触核蛋白。

帕金森病的发现及命名的过程是人类对未知疾病的临床观察、科学发现和新疗法之旅的经典代表。历史上，临床医生和科学家对帕金森病所进行的研究工作，以及在研究其临床表现、神经病理学、神经化学、神经回路和治疗等方面，留下了非凡的贡献，并将继续激励和鼓舞着人们对帕金森病许多悬而未决问题的探索。

## 第二节　帕金森病的流行病学

帕金森病是仅次于阿尔茨海默病（Alzheimer's disease，AD）的第二大常见神经退行性疾病，临床表现为运动迟缓、僵硬、震颤和姿势不稳。在欧美国家，帕金森病在普通人群中的患病率估计为 0.3%，在 60 岁以上的人群中为 1.0%，在 80 岁及以上的人群中为 3.0%。帕金森病发病年龄的中位数为 60 岁；虽然帕金森病患者可以存活数十年，但该病从确诊到死亡的平均持续时间为 15 年。

帕金森病患者存在性别差异。男性被认为是帕金森病的显著危险因素，据统计，男性的帕金森病发病率和患病率是女性的 1.5~2.0 倍。女性的平均发病年龄（53.4 岁）比男性（51.3 岁）晚 2.1 年。女性帕金森病的表型较轻，其震颤的平均发生率（67%）高于男性（48%），但运动障碍的发生率较低。动物研究表明，雌激素可能对纹状体多巴胺能神经元的细胞死亡具有神经保护作用。女性更常见的非运动症状是焦虑、抑郁和便秘，而男性更多的是白天嗜睡、流口水和性功能障碍。

我国自20世纪末进入老龄化社会以来，老年人口数量和占总人口的比重持续增长，帕金森病老年患者的数量也明显增加。《2016年全球疾病负担研究》报告称，中国的帕金森病患者数量约占全球帕金森病人口的23%。估计到2030年，中国将大约有500万帕金森病患者，约占全世界帕金森病患者的一半。

在1986年，中国的一项全国性研究发现，60岁及以上人群中帕金森病的患病率为1.14%。1997~1998年在三个大城市（北京、西安和上海）进行的后续研究显示，65岁及以上的居民中帕金森病的患病率为1.7%。有报告表明，从1990年到2016年，中国帕金森病年龄标准化患病率的增幅是全球平均水平的5倍多。随着经济的发展，中国的社会经济和人口结构发生了迅速变化。2015年，中国疾病预防控制中心在全国范围内启动了中国老年神经退行性疾病预防干预项目，该项目调查结果显示：目前我国60岁以上人群帕金森病患病率为1.37%。据此估计，中国帕金森病患者总数可能高达362万人。虽然帕金森病患病率没有明显变化，但帕金森病患者总数随着人口的增加而增加，对于应对老龄化构成了重大挑战。

正如《2016年全球疾病负担研究》指出，1990~2016年期间，包括美国和日本在内的发达国家的帕金森病患病率没有明显变化，但我国的患病率有明显上升。除了中国老年人比例增加和预期寿命延长外，医疗技术水平的提升使得更多的患者被诊断出来，可能是帕金森病患病率上升的原因之一。此外，中国工业化的发展导致环境的改变，也是帕金森病患病率上升的重要因素之一。

## 第三节　帕金森病的病因及发病机制

帕金森病是一种多种因素共同作用导致的神经系统变性疾病，遗传因素和环境因素都起到一定的作用。常见的危险因素包括年龄、生活因素、环境因素、遗传等，这些因素均被证实与帕金森病的发生发展有关。

其中，基因和环境/生活方式在帕金森病发病机制中的作用一直存在争议，年龄是帕金森病最重要的危险因素，男性发病率高于女性[(1.3～2.0)∶1]，但可能受吸烟行为、绝经后激素使用和咖啡因摄入等变量的影响。与其他神经系统变性疾病一样，年龄相关的生物功能障碍，包括端粒功能障碍、基因组不稳定、表观遗传改变、泛素-蛋白酶体和自噬-溶酶体系统以及线粒体缺陷，都会促进神经元死亡。

## （一）帕金森病的病因

**1.年龄**　年龄是帕金森病最大的危险因素，患者发病年龄中位数为60岁。在70~79岁年龄组，其发病率随着年龄的增长而上升到每10万人年93.1例。此外，还有跨文化差异，与非洲、亚洲国家相比，欧洲、北美洲和南美洲的流行率更高。

**2.生活因素**　吸烟与帕金森病的关系已被广泛研究，其结果基本一致。大多数流行病学报告都是病例对照研究，结果表明吸烟者患帕金森病的风险降低，更大规模的队列研究结果也是一致的。一项包括44项病例对照研究和来自20个国家的8项队列研究的大型荟萃分析显示，吸烟与帕金森病之间存在负相关，当前吸烟者的合并相对风险为0.39。另外两项荟萃分析也报告了吸烟和帕金森病之间的负相关关系，合并的优势比从0.23到0.70，表明了吸烟对帕金森病的保护机制。研究还报告了吸烟年数和帕金森病风险之间的负相关关系，与不吸烟者相比，重度或长期吸烟者患帕金森病的风险显著降低。这种相关风险降低背后的原因尚不完全清楚。在帕金森病的实验模型中，尼古丁或选择性激动剂激活多巴胺能神经元上的烟碱型乙酰胆碱受体被证明具有神经保护作用。然而，尼古丁也可以刺激多巴胺的释放，而多巴胺参与了奖赏机制；因此，很难确定吸烟是否可以防止帕金森病，或者帕金森病是否有助于防止习惯性使用香烟。由于帕金森病患者体内的多巴胺减少，患者可能不太容易出现成瘾行为，因此也就不太可能吸烟。这一假设得到了一个事实的支持，即帕金森病先兆患者和帕金森病患者比对照组患者更容易戒烟，这可能是帕金森病先兆患者和帕金森病患者对尼古丁的反应性降低所致。

另外，咖啡因与帕金森病之间也被证明存在负相关关系。几项研究已经调查了咖啡因对帕金森病发展的影响，并报道说喝咖啡的人患帕金森病的风险降低。此前有报道称，喝咖啡的人患帕金森病的风险可降低25%。两项大型前瞻性流行病学研究以及多项回溯性研究也表明，喝咖啡的人患帕金森病的相对风险从 0.45 到 0.80 不等，而不喝咖啡的人患帕金森病的相对风险从 0.45 到 0.80 不等。一项包括 8 项病例对照研究和 5 项队列研究的荟萃分析也表明，喝咖啡的人患帕金森病的风险显著降低（RR 0.69）。也有报道发现经常喝茶的人患帕金森病的风险更低。

与吸烟一样，咖啡因在预防帕金森病中的作用仍有待明确。此外，在性别方面的研究之间结果也存在差异。两项队列研究表明，在男性中，咖啡与帕金森病的发病之间存在强烈的负相关性，而在女性中，这种相关性较弱。此外，在绝经后的女性中，咖啡因的效果取决于女性是否正在接受包括雌激素在内的激素替代治疗。部分原因为雌激素竞争性地抑制咖啡因代谢，雌激素和咖啡因之间存在相互作用。

**3.环境因素**　农药、重金属等因素可能增加帕金森病的发病风险。环境危险因素、病因和疾病之间的因果关系通过临床关联研究来探索，横断或前瞻性（基于人群）研究发现，帕金森病危险因素包括农药和重金属暴露等。尽管这些联系有其生物学的合理性，但许多观察结果并不能得到一致的复制。

1983 年，有学者首次发现 1-甲基-4-苯基-1,2,3,6-四氢吡啶（MPTP）与黑质纹状体变性有关，当时有几个人在注射了被 MPTP 污染的药物后出现了典型的帕金森病症状。MPTP 被代谢成神经毒素 1-甲基-4-苯基吡啶（$MPP^+$），这是一种线粒体复合体 I 抑制剂，可选择性地损害黑质中的多巴胺能神经元。MPTP 被认为是黑质退化的原因，因此环境因素可能是导致帕金森病的原因之一。有研究表明杀虫剂和帕金森病之间存在联系，其中一项病例对照研究表明，男性职业接触杀虫剂和迟发性帕金森病的相关性增加。百草枯（一种结构上与 $MPP^+$ 非常相似的除草剂）和鱼藤酮（一种杀虫剂）也是选择性的线粒体复合体 I 抑制剂，在帕金森病动物模型中诱导多巴胺耗竭，可能导致帕金森病发病。目前的流行病学研究了焊接和重金属暴露（如铁、铜、铅、铝和锌）与患帕金森病风险之间的关系，但这些因素与帕金森病之间的关系仍不确定。最近一项对环境暴露的定量和定性分析研究发现，农村生活、农业和农药暴露与帕金森病的关系缺乏有力支持。由于某些固有限制，流行病学研究有时给出相互矛盾的结果并不奇怪。

**4.遗传** 帕金森病通常是一种特发性疾病，但也有少数病例（10%~15%）报道有家族史，其中约 5%有孟德尔遗传。此外，个体患帕金森病的风险可能是迄今尚未明确的多基因风险因素的产物。已经发现的可能导致帕金森病的基因按照它们被识别的顺序被赋予了一个"Park"名称。随着遗传技术和群体研究的发展，包括全基因组关联分析（GWAS），已识别 20 多个单基因型帕金森病，确定 100 多个位点为帕金森病的危险因素。Park 基因突变表现为常染色体显性遗传（如 *SCNA*、*LRRK2* 和 *VPS32*）或常染色体隐性遗传（如 *PRKN*、*PINK1* 和 *DJ-1*）。其中一些基因（*PARK5*、*PARK11*、*PARK13*、*PARK18*、*PARK21* 和 *PARK23*）的参与尚未得到相关病因和发病机制的确证，而其他基因（*PARK3*、*PARK10*、*PARK12*、*PARK16* 和 *PARK22*）被认为是危险因素。遗传学研究有助于区分不同形式的遗传性帕金森病，但更重要的是强调某些单基因帕金森病的显著特征。

（1）常染色体显性遗传性帕金森病：第一例家族性帕金森病是在 1997 年被发现的，是由α-突触核蛋白基因点突变引起的。另外 4 个点突变，以及基因复制或三倍体，现已与常染色体显性帕金森病联系在一起。然而，这些突变相对罕见。最常见的常染色体显性单基因帕金森病是由编码富含亮氨酸的重复蛋白激酶 2（*LRRK2*）基因突变引起的。已证实有 6 个 *LRRK2* 突变是致病的，其中最常见的是 p.G2019S，估计占全球散发性帕金森病的 1%和家族性帕金森病的 4%。最近的遗传学研究发现了导致常染色体显性遗传性帕金森病的其他基因的额外突变，包括 *VPS35*。从数字上讲，易患帕金森病的最重要的遗传风险因素是 *GBA1* 基因的突变，该基因编码的β-葡萄糖脑苷酶是一种负责葡萄糖脑苷脂水解酶的溶酶体酶。已知 *GBA1* 突变会导致戈谢病，这是一种最常见的溶酶体储存障碍。其他遗传风险因素包括主要组织相容性复合体 II 类（HLA-DQB1）和编码蛋白 tau 的基因 *MAPT* 等。

（2）常染色体隐性遗传性帕金森病：常染色体隐性遗传性帕金森病通常比典型帕金森病发病更早。Park 指定的导致常染色体隐性遗传性帕金森病的 3 个基因（*PRKN*、*PINK1* 和 *DJ-1*）与线粒体稳态有关。具体来说，PINK1 和 PARKIN（由 *PRKN* 基因编码）都参与了相同的线粒体质量控制途径，PINK1 将 PARKIN 招募到功能失调的线粒体，从而启动有丝分裂。

*PRKN* 突变是常染色体隐性遗传性家族性帕金森病的最常见原因，在所有早发病例中发生的比例高达 50%。几个常染色体隐性基因与具有不同特征的非典型帕金森病有关，包括 *ATP13A2*（*PARK9*）、*PLA2G6*（*PARK14*）、*FBX07*（*PARK17*）和 *SYNJ1*（*PARK20*）。

*PARK-SNCA*（*PARK1*）：*SNCA* 突变是一种罕见的帕金森病病因。已证实α-突触核蛋白在帕金森病发病机制的关键作用，其主要参与：①囊泡转运；②囊泡对接和启动；③囊泡融合和神经递质释放；④轴突转运。转基因小鼠中α-突触核蛋白过表达可导致左旋多巴反应性运动障碍和黑质变性，证实其毒性为过量的野生型（增殖）、致病突变和多巴胺修饰（α-突触核蛋白寡聚物与脂质的毒性相互作用）。重要的是，α-突触核蛋白是路易体和 Lewy 神经突的主要组成部分。研究表明，α-突触核蛋白从周围神经系统和嗅球扩散，然后从尾侧脑干向腹侧传播。尽管 *SNCA* 突变非常少见，但全基因重复、三倍体和四倍体的发现为 SNCA 蛋白的潜在发病机制提供了深入的了解，即 *SNCA* 启动子多态性变异增加了散发性帕金森病的风险。*SNCA* 三倍型与早发型帕金森病和认知障碍相关。

*PARK-PARKIN*（*PARK2*）：*PRKN* 是帕金森病最常见的常染色体隐性基因，*PRKN* 复合杂合子占早发型帕金森病的近 50%。该病表现为步态异常、静止和站立时腿部震颤、颈肌张力障碍、多巴反应性肌张力障碍，以及冻结步态、慌张步态、共济失调、周围神经病变和自主神经失调等，通常症状对称，早期发生左旋多巴诱导的运动障碍。尸检发现典型的黑质致密部神经元缺失，但背侧保存完好，很少出现路易体。

*PARK-LRRK2*（*PARK8*）：*LRRK2* 是最常见的常染色体显性遗传性帕金森病相关基因，在家族性和散发性帕金森病患者中都发现了一种常见突变（G2019S），具有年龄依赖性外显率。G2019S 突变在高加索人群中占散发性帕金森病患者的 1%～3%，在德系犹太人群中占 40%；占家族性帕金森病患者的 3%～4%，亚洲人基本不存在该基因突变。种族特异性编码风险变异基因（*G2385R* 和 *R1628P*）携带者为 5%～10%。多数 *LRRK2* 携带者是典型的晚发型帕金森病，有更多的良性病程，主要表现为震颤主导型和姿势不稳-步态障碍（PIGD）表型，快速眼动睡眠行为障碍（RBD）较少，嗅觉相对保留。非典型特征包括直立性低血压、痴呆、幻觉、皮质基底动脉综合征等。病理学变化差异较大，可

能与 tau 蛋白病重叠。LRRK2 是一种大分子蛋白（2527 个氨基酸），也被称为"dardarin"（震颤素），参与囊泡运输、自噬、蛋白质合成和细胞骨架功能，也可与线粒体蛋白相互作用，参与免疫反应。LRRK2 在纹状体棘状神经元、巨噬细胞和小胶质细胞高表达，提示可能参与了炎症途径。突变热点主要在功能域（激酶和 Roc-Cor），提示激酶和 GTPase 活性失调，毒性功能增强。

PARK-GBA：葡萄糖脑苷酶（GBA）基因位于染色体 1q21，编码溶酶体 GBA，将葡萄糖脑苷分解为葡萄糖和神经酰胺，在鞘脂降解中起重要作用。GBA 基因的杂合子、纯合子或复合杂合子突变是普通人群帕金森病重要的遗传因素，可使帕金森病风险增加 5 倍。与典型帕金森病相比，PARK-GBA 发病年龄更小，认知障碍和 RBD 患病率更高。其余致病性常染色体显性（VPS35、EIF4G1、DNAJC13、CHCHD2）和隐性（PINK1、DJ1、ATP13A2、GIGYF2、PLA2G6、FBXO7、DNJAC6、SYNJ1、VPS13C）基因罕见，常表现非典型特征。

根据不同临床集群帕金森病分为不同亚型，如震颤主导型和姿势不稳-步态障碍（PIGD）型。研究发现，PIGD 比震颤型帕金森病有更严重的疾病表现和更快的进展，临床亚型决定临床表型及疾病进展/预后，也反映不同的致病机制。其相关的基础研究和临床研究还需进一步阐述，为帕金森病的治疗打下研究基础。

## （二）帕金森病的病理特点

**1.脑内α-突触核蛋白和路易体**　路易体是帕金森病最重要的病理表现之一。在显微镜下，帕金森病的病理特征是神经元细胞体内存在异常的细胞质沉积物，对α-突触核蛋白具有免疫反应（图 1-1）。这些病理蛋白聚集形成路易体。磷酸化的α-突触核蛋白也沉积在轴突和树突中，表现为神经纤维中的线状结构（Lewy 线）、点状结构（Lewy 点）和膨胀的轴突（Lewy 轴突），称为 Lewy 神经突（Lewy neurite）（图 1-2）。路易体从直径 5μm 到 30μm 不等，而且一个神经元内可以发现多个路易体。文献中描述了两种路易体类型：经典的脑干路易体和皮质路易体。从形态上看，主要区别是皮质路易体的轮廓不太明显，通常较小，而且缺乏光环。在黑质中，类似皮质路易体的结构有时被称为"苍白体"，被认为是路易体的前体。

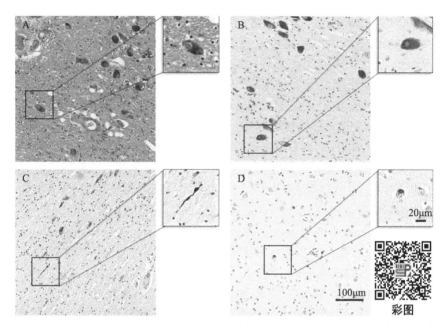

**图 1-1　帕金森病患者大脑的冠状切片所示黑质致密部（A~C）和前额叶皮质（D）的路易体病理改变**

A.苏木精-伊红组织学染色（HE 染色）示脑干含有神经黑色素的多巴胺能神经元内的路易体，不能显示 Lewy 神经突。B.α-突触核蛋白免疫组化法敏感性更高，可显示典型的脑干路易体，具有特征性的光环，也可以显示出 C 图中看到的萎缩性 Lewy 神经突。C.萎缩性 Lewy 神经突。D.皮质路易体，没有光环

　　路易体的主要结构成分是丝状的α-突触核蛋白，这是一种在大脑中普遍表达的蛋白质。在帕金森病和其他突触蛋白病中，它获得了一个淀粉样的丝状结构，并变得异常磷酸化和聚集。路易体的光环主要由α-突触核蛋白组成。除α-突触核蛋白外，路易体的分子成分还包括一些蛋白质，如泛素、tau 蛋白、parkin 蛋白、热休克蛋白（HSP）、氧化/硝化蛋白、细胞骨架蛋白[如神经丝、微管相关蛋白（MAP）和管蛋白]、蛋白酶体和溶酶体元件等。

　　大脑大体标本显示，帕金森病患者额叶皮质轻度萎缩，某些情况下合并脑室扩张。帕金森病患者脑的主要形态改变见于脑干横切面，几乎所有病例均表现为黑质致密部（SNc）和蓝斑的暗色区消失。这种色素丢失与黑质致密部的多巴胺能神经黑素能神经元和蓝斑去甲肾上腺素能

神经元的死亡直接相关。黑质致密部的神经元死亡主要限于一组含有神经黑色素的多巴胺能神经元，即 A9 神经元，而其他神经元和神经胶质细胞类型在很大程度上是幸免于难的（图 1-2）。

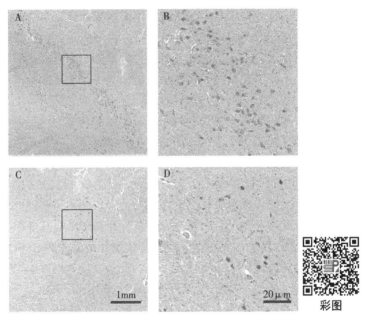

图 1-2　对照组（A、B）和帕金森病组（C、D）黑质致密部（SNc）水平的冠状切片（HE 染色）

在这两组切片中，深褐色细胞是含有神经黑色素的多巴胺（DA）能神经元。帕金森病脑的黑质致密部有明显的多巴胺能神经元丢失。B 图和 D 图分别是 A 图和 C 图的框内区域放大

**2.脑外α-突触核蛋白和 Lewy 体分布情况**　磷酸化的α-突触核蛋白组织病理学在大脑之外也被观察到，具体来说，包括脊髓和颈、胸交感神经节。此外，α-突触核蛋白还可沉积在外周器官中，包括视网膜、子宫、膀胱、皮肤、部分心血管系统（主要在主动脉和心室）和胃肠系统，特别是在颌下腺、胃和肠道。这表明了外周神经系统在帕金森病中的重要参与，并提出了α-突触核蛋白病理是起源于大脑还是外周的问题。丹麦的一项流行病学研究显示，全腹迷走神经切断术与帕金森病风险降低有关，引起了研究者对肠-脑轴在帕金森病发病机制中的可

能作用的关注。

**3.α-突触核蛋白与其他蛋白质的相互作用** 特定脑区的蛋白质错误折叠是许多神经退行性疾病的共同特征,如阿尔茨海默病(AD)和帕金森病。因此,这些疾病经常使用的一个总括术语"蛋白病"。蛋白质的类型及其分布特点是定义每个蛋白质病的重要属性。然而,现在越来越清楚的是,不同的疾病之间往往有重叠,而且致病的、错误折叠的蛋白质形式之间存在着相互作用。导致这种现象的一个可能因素是衰老,已经明确的是,在没有神经退行性疾病的情况下,随着年龄的增长会出现异常蛋白质的积累。已有证据表明,在帕金森病病理中,不同的蛋白质聚集形式与不同的分子途径之间存在着明显的交叉对话。其中一种蛋白质是由 *MAPT* 基因编码的 tau 蛋白。在病理情况下,tau 蛋白可以过度磷酸化,形成胞质内包涵体,称为神经原纤维缠结(NFT)。这些聚集物与淀粉样β斑块被认为是 AD 的特征。异常的 tau 蛋白也与帕金森病有关。具体来说,死后研究显示,在帕金森病和帕金森病痴呆患者的纹状体中,Ser262 和 Ser396/404 的 tau 蛋白高磷酸化明显增加。动物研究进一步补充说明,α-突触核蛋白的表达增加可以在体外和体内引发 tau 蛋白过度磷酸化。

此外,全基因组关联分析发现 MAPT 与帕金森病的风险有密切联系,随后的纵向研究表明,MAPT 的 H1/H1 单倍型是帕金森病痴呆早期发展的有力预测因素。

β淀粉样蛋白也被报道与α-突触核蛋白相互作用。α-突触核蛋白的皮质沉积与帕金森病患者亚组中的β淀粉样斑块形成有关。此外,NFT 和β淀粉样斑块在一些(尽管不是所有)帕金森病患者死后广泛存在,这些患者生前会出现认知功能障碍和痴呆。

目前的文献表明,帕金森病的痴呆表现可能是由于帕金森病和阿尔茨海默病的病理改变在大脑皮层的融合,而这些病理改变的结合是帕金森病痴呆的相关因素。2003 年,Braak 及其同事在大型尸检系列中对死后路易体分布的半定量评估基础上,提出了帕金森病病理学的主要分期系统。这项工作显示,路易体病理学变化在整个大脑中以时间上可预测的顺序向皮质扩散。在 Braak 研究的第 1 和第 2 阶段,路易体病变主要见于背侧运动核(Ⅸ/Ⅹ)、网状结构和前嗅核(anterior olfactory nucleus)。在这些阶段,患者被认为是无症状或症状前期的,尽管可能出现一些早期的非运动症状，主要是自主神经（如便秘）、嗅觉和睡眠相关功能障碍。随着疾病的发展（第3阶段），中脑黑质开始受累，在黑色素化的神经元中观察到路易体和神经元丢失。在这一阶段，病理变化还延伸到脑室和杏仁核，随后在第4阶段经脑区到达颞部边缘皮层。在第3和第4阶段，典型的临床运动障碍开始表现出来。最后，在第5和第6阶段，关键特征是整个新皮层和高阶区域受累，包括前额皮层与初级感觉和运动区。在临床上，出现这些特征被认为会转化为严重的帕金森病，有明显的步态问题和痴呆。Braak假说后来被修订，提出α-突触核蛋白相关的病理学实际上可能在鼻腔和肠道黏膜部位启动，特别是在嗅球和肠道细胞丛（"双击假说"）。

自2003年推出以来，Braak病理分期一直是一个有争议的话题。随后的研究表明，一部分帕金森病患者的大脑病理改变似乎并不符合这一模式，而试图将Braak病理分期与临床功能障碍相关联的尝试也不成功。对Braak病理分期的另一个批评是，它不是基于神经元的损失，而是基于路易体的分布。

最新研究发现通过帕金森病患者尸检大脑的定量形态计量学研究计算，并根据年龄（72~75岁）进行调整后得出，当运动症状开始出现时，黑质致密部多巴胺能神经元已损失约30%。在运动症状出现后，黑质多巴胺能神经元的丢失增加到60%或更高，并与运动特征的严重程度和病程密切相关。这种显著的细胞丢失的结果是黑质纹状体通路的去神经化，导致纹状体中多巴胺水平的降低。多巴胺能信号的减少被认为是帕金森病患者出现运动症状的主要原因。最近的研究表明，在黑质致密部的神经细胞死亡之前，丢失了投射到纹状体的轴突终末。从机制上讲，帕金森病患者早期神经元和轴突终末丢失提示临床前阶段明显早于症状出现数年。

帕金森病非运动症状的确切病理机制仍不清楚。除黑质致密部外，在多个皮层下的核团中发现广泛的细胞缺失，包括蓝斑、Meynert基底核、迷走神经的背侧运动核、脑桥核、中缝核，以及下丘脑和嗅球。多个非多巴胺能神经递质系统受到影响，如胆碱能、腺苷酸能、谷氨酸能、γ-氨基丁酸（GABA）能、去甲肾上腺素能、5-羟色胺能和组胺能。这些系统的退化被认为是帕金森病的某些非运动症状的原因。由于受影响的为非多巴胺能神经递质，故这些症状对多巴胺替代疗法反应不佳。

### （三）帕金森病的发病机制

帕金森病的发病机制有很多，其中α-突触核蛋白的聚集是该疾病发展的核心。一些研究表明，蛋白质清除异常、线粒体功能障碍和神经炎症在帕金森病的发生和发展中起作用。然而，这些途径之间的关系仍然不清楚。

**1.α-突触核蛋白错误折叠和聚集**　大脑中的原生α-突触核蛋白大多是未折叠的，没有明确的三级结构，尽管在水溶液中它可以存在于稳定的四聚体中，抵抗聚集。当与带负电荷的脂质（如构成细胞膜的磷脂）相互作用时，α-突触核蛋白通过其 N 端折叠成α螺旋结构。在帕金森病中，α-突触核蛋白因采用富含β折叠的淀粉样结构，容易发生聚集。事实上，错误折叠的α-突触核蛋白以 5~10nm 长的丝状物出现在路易体内。导致α-突触核蛋白异常聚集的构象变化有几种机制，包括丝氨酸 129 位点磷酸化、泛素化和 C 端截断。因此，在帕金森病大脑中发现了不同种类的α-突触核蛋白，包括未折叠的单体、可溶性寡聚物、原纤维和高分子量的不溶性纤维。

最近对啮齿动物的研究表明，最具神经毒性的α-突触核蛋白种类是早期的低聚物形式，而不是成熟的不溶性纤维素。与纤维状的α-突触核蛋白相比，这些低聚物的毒性增加，并在基于细胞的试验中得到了验证。2011 年 Danzer 等提出，α-突触核蛋白的低聚物能够"播种"并加速异常的蛋白质聚集，这可能是α-突触核蛋白在大脑中扩散的机制。

**2.线粒体功能紊乱**　线粒体功能障碍被认为是特发性和家族性帕金森病发病机制中的一个关键因素。早期对帕金森病患者大脑中脑黑质的死后研究报道了线粒体复合体 I 的缺乏，该复合体是电子运输链的一个重要组成部分。这些数据提供了线粒体功能障碍和帕金森病之间的第一个直接联系。与健康人相比，在帕金森病患者的骨骼肌和血小板中也发现了复合物 I 的缺乏。进一步的证据是发现滥用 MPTP 物质可导致永久性帕金森病症状，尸检显示多巴胺能神经元丧失。后续研究表明，MPTP 被氧化后又被多巴胺能神经元吸收，导致复合物 I 的抑制。其他损害线粒体复合体 I 活性的毒素和杀虫剂，如鱼藤酮和百草枯，也会导致动物的帕金森病表型和多巴胺能神经元损失，并有可能导致人类出现帕金森病的症状。线粒体复合体 I 的缺陷可能是驱动多巴胺能神经元因能量耗尽而死亡的关键。

另一条指向线粒体在帕金森病发病机制中的作用的主要线索是，许多引起家族性帕金森病的已知基因在线粒体稳态中起作用。例如，*PINK1* 和 *Parkin*（分别为 *PARK6* 和 *PARK2*）都是调节清除功能失调的线粒体途径的重要组成部分。这两种基因的功能缺失突变导致线粒体质量控制受损，引起常染色体隐性遗传性疾病。

最后，已知α-突触核蛋白本身会干扰线粒体功能。例如，α-突触核蛋白可与线粒体膜相互作用并在细胞器内积聚，导致复合体 I 活性的破坏，最终导致线粒体功能障碍和氧化应激增加。

**3.蛋白质清除系统功能紊乱**　细胞内有两个中央蛋白质清除途径，负责清除功能失调的蛋白质：泛素-蛋白酶体系统（UPS）和自噬-溶酶体途径。泛素-蛋白酶体系统途径主要负责分解不正常的蛋白质，通过用泛素标记异常蛋白质并将它们运送到蛋白酶体进行降解。自噬-溶酶体途径分为三个部分：大自噬、小自噬和伴侣介导的自噬。简而言之，在宏观自噬中，细胞内的成分，包括细胞膜蛋白，被自噬体吞噬，然后与溶酶体融合，导致其内容物的分解。在微自噬中，溶酶体单独吞噬并破坏细胞质成分。伴侣介导的自噬是一个更有选择性的过程，分子伴侣以特定的蛋白质为目标，将它们运送到溶酶体中进行降解。单体α-突触核蛋白通常由泛素-蛋白酶体系统和自噬-溶酶体途径清除，它们中的任何一个机制的损伤都与帕金森病的发病有关，因为损伤导致了缺陷蛋白（如可溶性错误折叠的α-突触核蛋白）的积累。

**4.神经炎症**　死后脑研究发现，与健康人相比，帕金森病患者中脑黑质和纹状体中的小胶质细胞和补体激活、T 淋巴细胞渗透和促炎性细胞因子浓度升高。此外，正电子发射断层扫描（PET）神经成像显示，与健康受试者相比，帕金森病患者早期脑干、基底节和额颞叶皮质的小胶质细胞激活增加，顶叶和枕叶皮质也可受累。

虽然炎症反应最初被认为是次要现象，但现有证据表明，炎症反应本身可以促进帕金森病的发生。帕金森病啮齿动物模型（由 6-羟基多巴胺和 MPTP 诱导）的早期研究中已经证明，在神经毒性损伤前后用米诺环素抑制小胶质细胞的激活可以显著减低中脑黑质中多巴胺能神经元的死亡，这表明小胶质细胞诱导的炎症过程可能是这些细胞退化的原因之一。也有大量证据表明，α-突触核蛋白可以直接触发小胶质细胞激活和启动炎症过程。例如，在原代培养中，α-突触核蛋白介导了小胶质细胞的剂量依赖性激活。免疫激活可能在帕金森病发病中起作用，这在人类白细胞抗原Ⅱ类区域与帕金森病风险之间的强强相关性中得到了证实。此外，流行病学研究表明，定期使用非甾体抗炎药如布洛芬可降低患帕金森病的风险。帕金森病患者在确诊时，血清中更多的促炎免疫标志物与更快的运动症状进展和更多的认知功能受损有关，也为这一观点提供了佐证。无论神经炎症反应是帕金森病神经变性的直接触发因素还是作为对神经元损伤的激活反应，越来越多的研究证明，免疫系统的参与可以启动恶性循环，从而加剧神经元功能障碍。因此，免疫调节也是治疗帕金森病的一个有前途的研究方向。

总而言之，帕金森病是一种复杂的神经退行性疾病，其病因和发病机制尚不完全清楚。尽管一小部分帕金森病是单基因异常引起的，但大多数病例可能与特定的基因异常无关。相反，帕金森病的风险可能在一定程度上是由多基因易感因素的组合决定的。环境影响也可能导致帕金森病的发病风险增加，但该病的发生发展与吸烟、咖啡因、外伤和农药暴露等因素之间的关系仍待进一步研究。病理上，运动障碍是中脑黑质中的多巴胺能神经元丢失所致，其他一些脑区也参与了其中。帕金森病的组织病理学特征是路易体（LBS），它主要含有聚集的α-突触核蛋白，但尚不清楚这些因素是如何导致神经变性发生的。了解这些致病过程可以确定新的治疗靶点，并有望在未来开发出治疗帕金森病的新方法。

## 第四节 帕金森病的临床表现

帕金森病使患者产生运动症状和非运动症状。帕金森病有四种主要运动症状：颤抖、肢体僵硬、动作迟缓、姿态不稳。非运动症状包括自主神经系统功能异常、神经精神疾患（包括情绪、认知、行为和思维改变）、感觉和睡眠障碍等。一些非运动症状常在诊断时就已经出现，甚至可能比运动症状更早发生。

### （一）运动症状

**1.颤抖** 颤抖是帕金森病最明显且最为人所知的症状，大约有30%

的帕金森病患者在疾病刚开始时不出现颤抖，但随着病程进展，多数病患会逐渐出现此症状。帕金森病的颤抖通常是静止性颤抖，也就是四肢在静止状态时抖动最明显，但睡觉或有意识移动四肢时症状却会消失。颤抖对四肢远端的影响较大，刚发病时通常只有一只手或一只脚有症状，但随后会扩及双手和双脚。帕金森病的颤抖频率介于 4~6Hz，常伴随有"搓药丸"的手部动作，也就是患者食指会不自主向大拇指靠拢，使两指相互绕圈，就好像药师在做药丸一般。

**2.肢体僵硬** 肢体僵硬是由于患者肌张力增加，肌肉持续收缩，导致四肢移动困难。帕金森病造成的肢体僵硬可能是铅管型僵硬（阻力固定）或齿轮型僵硬（阻力不固定但具规律性），齿轮型僵硬可能是颤抖结合肌张力增加造成的。肢体僵硬也可能和关节痛有关，患者初期常会有此种症状。帕金森病早期患者的肢体僵硬常是不对称的，且好发于颈部和肩膀，随后扩及颜面和四肢，最后随病程进展蔓延到全身，使患者逐渐失去运动能力。

**3.运动迟缓症** 运动功能减退症是帕金森病的另一个特征，患者动作变慢，且会影响从运动起始到执行的整个过程。患者无法做出连续动作或同步执行不同动作。运动迟缓症属于运动功能减退症的一种，强调运动执行过程的动作缓慢，是帕金森病早期常见的症状。患者最初在执行日常生活的精细动作（如写字，缝纫或梳妆）时遇到困难。临床评估则是令患者做出类似上述的动作以便观察。运动迟缓造成的影响随动作种类和患者身心状态而异，影响程度受到患者活动力和情绪状态的影响，有些患者严重到无法走路，而有些患者却行动自如。一般而言，帕金森病患者在治疗后能改善运动迟缓的症状。

**4.姿态不稳** 姿态不稳是帕金森病晚期的典型症状，患者因丧失平衡感而经常跌倒，并常因此骨折。疾病初期通常不会有姿态不稳的现象，年轻患者尤其如此。高达 40%的患者曾因姿态不稳跌倒，10%的患者更是每周有至少一次跌倒，跌倒的次数和病情严重程度有关。

帕金森病其他的运动症状还包括姿态异常、说话与吞咽异常。患者为避免跌倒可能会产生慌张步态（走路时加速步伐且躯干前屈）；也可能出现发声困难、面具脸或写字越来越小。

## （二）非运动性症状

**1.神经精神症状**　帕金森病可能导致轻度到重度的神经性精神疾患，包括言语、认知、情绪、行为和思考混乱。帕金森病患者患痴呆症的风险为一般人的2~6倍，且发生率随患病时间增加。痴呆症使患者和照护者的生活品质降低，同时使患者死亡率增加，并有更大的概率需要住进疗养院。帕金森病患者早期就可能有认知混乱的现象，有时甚至出现在帕金森病诊断之前。帕金森病患者最常见的认知缺陷问题为执行困难，这将使患者在计划、认知弹性、抽象思考、规则理解、做出适当的行为、工作记忆、专注力等方面都受到影响；其他认知困难症状还包括注意力涣散、时间感受和估计不准确、认知处理缓慢等问题。患者的记忆力会受到影响，尤其难以回忆先前学习的内容；然而，若提供线索辅助患者回忆则能改善相关的症状。失去空间感是另一种可能的症状，体检时可通过要求患者辨识脸部表情和画线方向来判断患者是否有此类障碍。

帕金森病患者较容易出现行为和情绪障碍。最常见的情绪障碍有忧郁、冷漠和焦虑。然而，这需要与帕金森病患者常有的痴呆、脸部表情减少、运动功能减退、冷漠和发声困难等症状进行鉴别。帕金森病患者也可能会有药物滥用和成瘾、性欲亢进或赌博成瘾等冲动控制行为，这些行为可能和治疗使用的药物有关。约4%的帕金森病患者有幻觉或妄想等症状，一般认为这些症状是治疗过程中多巴胺过量造成的结果，因此病程越久或服用越多左旋多巴的患者越容易有这些症状。

**2.睡眠障碍**　患者会有嗜睡、快速动眼期中断、失眠等现象，研究显示约13.0%服用多巴胺药物的帕金森病患者有睡眠问题。

**3.自主神经系统障碍**　自主神经系统的改变可能会导致直立性低血压、油性皮肤、多汗、尿失禁和性功能障碍。患者可能会有严重便秘和肠胃蠕动异常，造成极度不适并危害健康。帕金森病也和部分眼疾和视力异常有关，包括眨眼频率降低、干眼症、追视障碍、跳视（双眼受自主神经影响而往同方向跳动）、无法向上凝视、视物模糊和复视。感官问题则可能表现在失去嗅觉、失去痛觉和感觉异常（皮肤刺痛和麻木）。上述所有自主神经症状和感官症状在确诊前一年就可能发生。

# 第五节　帕金森病的诊断与鉴别诊断

## 一、帕金森病的辅助检查

对于帕金森病而言，目前尚缺乏简便易行、敏感性及特异性高的帕金森病辅助检查手段，主要以临床诊断为主。帕金森病患者常规血、脑脊液检查无异常。原发性帕金森病患者的头颅 CT、MRI 也无特征性改变。常用的辅助检查如下：

**1.嗅觉检查**　多可发现帕金森病患者存在嗅觉减退。

**2.黑质超声**　可以检测帕金森病患者中脑黑质的异常高回声，然而，这种技术诊断帕金森病的敏感性和特异性不佳（不典型帕金森综合征分别为75%和70%，特发性震颤分别为78%和85%）。

**3.多巴胺转运蛋白单光子发射计算机断层扫描（DAT-SPECT）**DAT-SPECT 通过显示与基底节中的多巴胺转运蛋白结合的放射性示踪剂摄取减少，从而识别帕金森病和其他神经退行性帕金森病中存在的突触前多巴胺能神经元功能障碍。DAT-SPEC 在检测帕金森病患者黑质纹状体细胞丢失方面具有很高的准确性（98%~100%的敏感性和特异性）。2011 年，美国食品和药物管理局批准 DAT-SPECT 成像用于区分帕金森病和特发性震颤，但这些扫描并不是常规需要的。DAT-SPECT 扫描通常只有在帕金森病的鉴别诊断时使用，如果患者明确患有帕金森病，扫描通常是阳性的，对诊断评估几乎没有帮助。该检查无法区分帕金森病和其他也涉及多巴胺转运蛋白功能障碍的帕金森病（例如多系统萎缩、进行性核上性麻痹）。

**4.磁共振成像（MRI）**　MRI 通常对诊断帕金森病没有帮助。特殊的 MRI 表现（如进行性核上性麻痹的异常磁共振影像及测量指数）有助于帕金森病与其他帕金森综合征的鉴别。广泛性脑血管疾病或基底节陷窝的 MRI 表现可提示帕金森病潜在的血管因素。

**5.心脏间碘苄胍闪烁显像**　间碘苄胍心肌核素显像可以显示心脏是否有去交感神经支配，有助于评估交感神经功能障碍，但这种功能障碍通常仅发生在一部分帕金森病患者中，故不能将其作为确诊帕金森病的检查手段。

## 二、帕金森病的诊断

1817~1992 年无规范的帕金森病诊断标准，1992~2015 年世界通用的是英国脑库帕金森病诊断标准。近 10 多年来，国内外对帕金森病的病理、病理生理、临床表现、诊断技术等方面有了更深入、全面的认识。2015 年国际帕金森病及运动障碍学会（International Parkinson and Movement Disorder Society，IPMDS）发布了新的帕金森病诊断标准。

国内帕金森病的诊断标准随着时代的发展不断更新。1984 年 10 月全国锥体外系疾病讨论会在《中华神经精神科杂志》发表了帕金森病及帕金森综合征的诊断和鉴别诊断标准。2006 年 1 月蒋雨平等在《中国临床神经科学》杂志发表了《原发性帕金森病的诊断标准（2005 年）》。为了更好地规范我国临床医师对帕金森病的诊断和鉴别诊断，中华医学会神经病学分会帕金森病及运动障碍学组在英国脑库帕金森病诊断标准的基础上，参考了 IPMDS 2015 年推出的帕金森病临床诊断新标准，结合我国的实际，对我国 2006 年版的帕金森病诊断标准进行了更新。

### （一）诊断标准

帕金森综合征诊断标准的确立是诊断帕金森病的先决条件。诊断帕金森综合征基于 3 个核心运动症状，即必备运动迟缓和至少存在静止性震颤或肌强直两项症状的一项，上述症状必须是显而易见的，且与其他干扰因素无关。对所有核心运动症状的检查必须按照附录 1 统一帕金森病评估量表（UPDRS）中所描述的方法进行。值得注意的是，UPDRS仅能作为评估病情的手段，不能单纯地通过该量表中各项的分值来界定帕金森综合征。

### （二）核心运动症状

**1.运动迟缓**　是指运动缓慢和在持续运动中运动幅度或速度的下降（或者逐渐出现迟疑、犹豫或暂停）。在可能出现运动迟缓症状的各个部位（包括发声、面部、步态、四肢等）中，肢体运动迟缓是确立帕金森综合征诊断所必需的。

**2.肌强直**　是指患者处于放松体位时，四肢及颈部主要关节的被动运动缓慢。强直特指"铅管样"抵抗，不伴有"铅管样"抵抗而单独出现的"齿轮样"强直是不满足强直的最低判定标准的。

**3.静止性震颤**　是指肢体处于完全静止状态时出现 $4\sim6Hz$ 震颤（运动起始后被抑制）。单独的运动性和姿势性震颤不能满足帕金森综合征的诊断标准。

## （三）诊断

一旦患者被明确诊断存在帕金森综合征表现，可按照以下标准进行临床诊断。

**1.临床确诊的帕金森病**　需要具备：

（1）不存在绝对排除标准（absolute exclusion criteria）。

（2）至少存在 2 条支持标准（supportive criteria）。

（3）没有警示征象（red flags）。

**2.临床很可能的帕金森病**　需要具备：

（1）不符合绝对排除标准。

（2）如果出现警示征象则需要通过支持标准来抵消：如果出现 1 条警示征象，必须需要至少 1 条支持标准抵消；如果出现 2 条警示征象，必须需要至少 2 条支持标准抵消；如果出现 2 条以上警示征象，则诊断不能成立。

## （四）支持标准、绝对排除标准和警示征象

**1.支持标准**

（1）患者对多巴胺能药物的治疗明确且显著有效。在初始治疗期间，患者的功能可恢复或接近至正常水平。在没有明确记录的情况下，初始治疗的显著应答可定义为以下两种情况。①药物剂量增加时症状显著改善，剂量减少时症状显著加重。以上改变可通过客观评分（治疗后 UPDRS-Ⅲ评分改善超过 30%）或主观描述（由患者或看护者提供的可靠而显著的病情改变）来确定。②存在明确且显著的开/关期症状波动，并在某种程度上包括可预测的剂末现象。

（2）出现左旋多巴诱导的异动症。

（3）临床体检观察到单个肢体的静止性震颤（既往或本次检查）。

（4）以下辅助检测阳性有助于鉴别帕金森病与非典型性帕金森综合征：存在嗅觉减退或丧失，或头颅超声显示黑质异常高回声

（>20mm²），或心脏间碘苄胍闪烁显像法显示心脏去交感神经支配。

**2.绝对排除标准**　出现下列任何 1 项即可排除帕金森病的诊断（但不应将由其他明确原因引起的症状纳入其中，如外伤等）：

（1）存在明确的小脑性共济失调，或者小脑性眼动异常（持续的凝视诱发的眼震、巨大方波跳动、超节律扫视）。

（2）出现向下的垂直性核上性凝视麻痹，或者向下的垂直性扫视选择性减慢。

（3）在发病后 5 年内，患者被诊断为高度怀疑的行为变异型额颞叶痴呆或原发性进行性失语。

（4）发病 3 年后仍局限于下肢的帕金森样症状。

（5）多巴胺受体阻滞剂或多巴胺耗竭剂治疗诱导的帕金森综合征，其剂量和时程与药源性帕金森综合征相一致。

（6）尽管病情为中等严重程度（即根据 UPDRS 评定肌强直或运动迟缓的计分大于 2 分），但患者对高剂量（不少于 600 mg/d）左旋多巴治疗缺乏显著的治疗应答。

（7）存在明确的皮质复合感觉丧失（如在主要感觉器官完整的情况下出现皮肤书写觉和实体辨别觉损害），以及存在明确的肢体观念运动性失用或进行性失语。

（8）分子神经影像学检查突触前多巴胺能系统功能正常。

（9）存在明确可导致帕金森综合征或疑似与患者症状相关的其他疾病，或者基于全面诊断评估，由专业医师判断其可能为其他综合征，而非帕金森病。

**3. 警示征象**

（1）发病后 5 年内出现快速进展的步态障碍，以至于需要经常使用轮椅。

（2）运动症状或体征在发病后 5 年内或 5 年以上完全不进展，除非这种病情的稳定是与治疗相关的。

（3）发病后 5 年内出现球麻痹症状，表现为严重的发音困难、构音障碍或吞咽困难（需进食较软的食物，或通过鼻胃管、胃造瘘进食）。

（4）发病后 5 年内出现吸气性呼吸功能障碍，即在白天或夜间出现吸气性喘鸣或者频繁的吸气性叹息。

（5）发病后 5 年内出现严重的自主神经功能障碍，包括：①直立性低血压，即在站起后 3 min 内，收缩压下降至少 30 mmHg（1 mmHg＝0.133 kPa）或舒张压下降至少 20 mmHg，并排除脱水、药物或其他可能解释自主神经功能障碍的疾病；②发病后 5 年内出现严重的尿潴留或尿失禁（不包括女性长期存在的低容量压力性尿失禁），且不是简单的功能性尿失禁（如不能及时如厕）。对于男性患者，尿潴留必须不是由前列腺疾病所致，且伴勃起障碍。

（6）发病后 3 年内由于平衡障碍导致反复（>1 次/年）跌倒。

（7）发病后 10 年内出现不成比例的颈部前倾或手足挛缩。

（8）发病后 5 年内不出现任何一种常见的非运动症状，包括嗅觉减退、睡眠障碍（睡眠维持性失眠、日间过度嗜睡、快速眼动睡眠行为障碍）、自主神经功能障碍（便秘、日间尿急、症状性直立性低血压）、精神障碍（抑郁、焦虑、幻觉）。

（9）出现其他原因不能解释的锥体束征。

（10）起病或病程中表现为双侧对称性的帕金森综合征症状，没有任何侧别优势，且客观体检亦未观察到明显的侧别性。

### （五）临床诊断标准的应用流程

**1.根据该标准，患者可诊断为帕金森综合征吗？**　如果答案为否，则既不能诊断为很可能的帕金森病，也不能诊断为临床确诊的帕金森病；如果答案为是，进入下一步评测。

**2.存在任何的绝对排除标准吗？**　如果答案为是，则既不能诊断为很可能的帕金森病，也不能诊断为临床确诊的帕金森病；如果答案为否，则进入下一步评测。

**3.对出现的警示征象和支持标准进行评测**　方法如下：①记录出现警示征象的数目。②记录支持标准的数目。③至少有 2 条支持标准且没有警示征象吗？如果答案为是，则患者符合临床确诊的帕金森病的诊断；如果答案为否，进入下一步评测。④有多于 2 条警示征象吗？如果答案为是，不能诊断为很可能的帕金森病；如果答案为否，进入下一步评测。⑤警示征象的数目等于或少于支持标准的数目吗？如果答案为否，不能诊断为很可能的帕金森病；如果答案为是，则患者符合很可能的帕金森病的诊断。

帕金森病诊断流程见图 1-3。

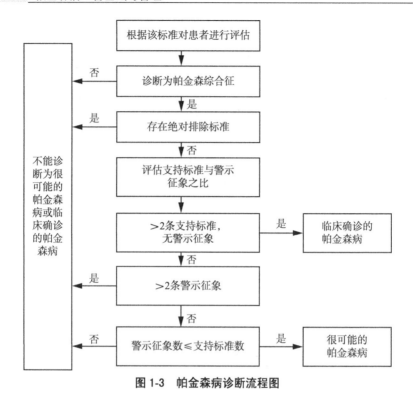

**图1-3　帕金森病诊断流程图**

时至今日，帕金森病仍然为一种不可治愈的疾病。但有越来越多的资料表明，对于帕金森病尽早地明确诊断并于早期进行医学、心理、社会等多方面的干预能够显著提高患者的生活质量和延长生存时间，因此对帕金森病进行规范的诊断和鉴别是至关重要的。另外，除了基于临床信息的诊断方法外，还有包括生物学标志物、影像学、电生理、病理学等多种现行的或处于试验阶段的辅助检查手段能够协助临床医师诊断帕金森病，并对其治疗方法和预后提供相应的依据，不能忽视。

## 三、帕金森病的鉴别诊断

帕金森病的诊断主要依赖临床症状、体征及药物治疗反应。帕金森病临床亚型较多，其临床表现易与帕金森叠加综合征和继发性帕金森综合征重叠，导致误诊，帕金森病临床诊断流程中已涉及鉴别诊断的相关内容。但多种病因均可导致帕金森病的表现，未能在诊断流程中全面涵盖，在临床诊疗过程中，需仔细甄别，尽可能进行全面的鉴别诊断，有助于提高诊断准确性。

**1.多系统萎缩（MSA）**　　主要临床表现为复方左旋多巴反应不良的帕金森综合征、小脑功能障碍、自主神经功能障碍（直立性低血压、尿失禁）。根据其核心运动症状，将多系统萎缩分为帕金森型（MSA-P型）和小脑型（MSA-C型），其中帕金森型早期易与帕金森病相混淆。大多数患者对复方左旋多巴疗效差，或疗效在1年内消退，静止性震颤少见，早期出现严重的自主神经系统症状、常规颅脑磁共振桥脑成像可见"热十字面包"征（"hot cross bun" sign）、小脑萎缩等有助于帕金森病与多系统萎缩的鉴别诊断。

**2.进行性核上性麻痹（PSP）**　　多在40岁起病，约70%的患者以运动不能-僵直为首发症状，且症状多为双重对称，中轴肌张力增高较四肢明显。进行性核上性麻痹是该疾病特征性的临床表现，75%以上的患者可出现此体征，垂直性核上性向下或向上凝视麻痹或扫视缓慢，其中下视困难更具有诊断意义。姿势不稳在PSP中可能出现得更早并且更明显。患者经常跌倒，在转身时更易向后跌倒。其他临床表现还有多巴胺抵抗的帕金森病、存在早期吞咽困难或构音障碍、冻结步态、额叶认知功能障碍。颅脑磁共振表现为中脑背盖上缘平坦及"蜂鸟征"，嗅觉及MIBG心肌闪烁显像正常。$^{18}$F-氟代脱氧葡萄糖（FDG）-PET检查可见中脑及额叶葡萄糖摄取减低。进行性核上性麻痹临床亚型较多，其中帕金森型、理查森型、冻结步态型早期易与帕金森病鉴别诊断困难。注重眼球运动、额叶认知功能检查、核实复方左旋多巴疗效并结合颅脑磁共振检查、心脏间碘苄胍闪烁显像及$^{18}$F-FDG-PET有助于帕金森病与PSP的鉴别诊断。

**3.路易体痴呆（DLB）**　　本病的主要临床表现为复方左旋多巴反应不良的帕金森病、波动性认知功能障碍及视幻觉，随病情进展，逐渐出现全面的认知功能障碍。大约80%的患者出现涉及人或动物的复杂的视幻觉。患者认知状态的重大波动是诊断该病的一个非常有用的特征。$^{18}$F-FDG-PET可见枕叶葡萄糖摄取减低，扣带回葡萄糖摄取相对正常，出现"扣带回岛"征。MIBG心肌闪烁显像检查显示心脏交感神经失支配。复方左旋多巴治疗反应不良、波动性认知功能障碍、$^{18}$F-FDG-PET枕叶葡萄糖摄取减低可有助于帕金森病与路易体痴呆的鉴别诊断。帕金森病进展至中晚期也会出现认知功能障碍，严重者可出现帕金森病痴呆，为鉴别路易体痴呆与帕金森病痴呆，国际路易体痴呆协会最新建议，若痴呆在锥体外系症状出现同时或之前出现，则诊断为路易体痴呆，若患者出现锥体外系症状后出现痴呆，则考虑为帕金森病痴呆。此前规定的帕金森病诊断后一年内出现的痴呆也诊断为路易体痴呆的标准只用于研究，不作为临床诊断标准。

**4.脊髓小脑性共济失调（SCA）** 一种主要累及小脑、脑干和脊髓的遗传性共济失调的类型。包括多种亚型，大部分为常染色体显性遗传，极少数为常染色体隐性遗传或 X 连锁遗传，多为基因内编码谷氨酰胺的 CAG 重复序列扩增而致病。一般为青年人或中年人发病，临床主要表现为小脑性共济失调，在不同亚型中尚可伴有眼球运动障碍、缓慢眼动、视神经萎缩、视网膜色素变性、锥体束征、锥体外系症状、肌萎缩、周围神经病和痴呆等。其基因检测可发现相应的基因突变有助于与帕金森病进行鉴别。其中，脊髓小脑性共济失调 2、3、12、21 型以锥体外系损害为主，故对于早发型帕金森病患者，若有家族史，需行基因检测以鉴别诊断。

**5.神经元核内包涵体病（NIID）** 该病可累及皮质、皮质下，出现意识障碍、精神异常、痴呆、肌张力增高、震颤、周围神经病、瞳孔缩小等表现。儿童及青少年起病者颅脑磁共振成像无特异性改变，成人起病者可见弥散加权成像（DWI）皮髓质交界区"绸带样"高信号。皮肤活检可见神经元核内嗜酸性包涵体。基因检测可发现 Notch2 NLC 基因突变。瞳孔缩小、意识障碍、脑磁共振 DWI 皮髓质交界区高信号，皮肤活检及基因检测有助于与帕金森病的鉴别诊断。

**6.皮质基底节变性（CBD）** 是一种 tau 蛋白病，在临床和病理上均存在异质性。除了经典的皮质基底节变性表现外，还有 3 种其他临床表型都与皮质基底节变性病理学相关：额叶行为空间综合征、非流利性原发性进行性失语症和 PSP 综合征。皮质基底节变性的确诊主要依靠基于运动特征的临床诊断。该病会导致类似于帕金森病的不对称肢体僵硬或运动不能，但这通常与肌张力障碍和肌阵挛有关，因此其导致的帕金森病通常对左旋多巴抵抗。该病可导致震颤，但与帕金森病的典型静息震颤不同。该病的高级皮质功能障碍是将其与帕金森病区分开来的关键。皮质功能障碍包括失用症、皮质感觉丧失、进行性非流畅性失语和异己肢现象。认知障碍异质性高，影响执行功能、情景记忆、视觉空间功能和认知灵活性。行为变化也可能很突出，包括冷漠、易怒、反社会行为、性格变化和性欲亢进。MRI 通常显示额叶和顶叶皮质的不对称萎缩模式。

**7.药源性帕金森综合征（DIP）**　约占帕金森病的 20%，老年、女性患者易发生药源性帕金森综合征。该病主要表现为动作迟缓、肌张力增高，震颤少见，多双侧起病，进展迅速。长期服用酚噻嗪类、丁酰苯类抗精神药，多巴胺储存和转运抑制剂如利舍平、甲氧氯普胺、丁苯那嗪，钙通道阻滞剂等可导致药源性帕金森综合征。停用疑似药物后症状减轻，多巴胺转运蛋白（DAT）检查无纹状体突触前多巴胺能神经元功能障碍。有高危药物服用史，双侧起病、进展迅速、停用可疑药物后症状减轻或消失，多巴胺转运蛋白检查未见异常，有助于与帕金森病鉴别。

**8.血管性帕金森综合征（VP）**　是继发性帕金森综合征的一种，主要表现为对称起病的步态障碍，步幅变小、姿势不稳、易跌倒，可伴假性延髓性麻痹、痴呆及尿失禁，腱反射活跃，双侧病理征阳性。双上肢一般正常。CT 或颅脑磁共振显示广泛的脑白质损害。双侧起病，早期出现尿失禁、痴呆及假性球麻痹，颅脑磁共振成像显示广泛的脑白质损害，有助于与帕金森病相鉴别。

**9.特发性震颤（ET）**　特发性震颤的神经病理学基础尚不清楚，但有很强的家族遗传因素。该病发病率随年龄增长而增加，但可能发生于任何年龄。它通常进展缓慢，直到晚年。特发性震颤通常出现在双上肢，并且在保持持续姿势或进行随意运动时发生。患者通常在执行诸如写字或拿杯子等动作时注意到震颤。少量饮酒可能会改善震颤，疾病或疲倦等可导致特发性震颤恶化。特发性震颤的诊断需至少有 3 年病史且无其他神经系统体征。在难以区分特发性震颤和帕金森病的情况下，特别是在震颤为主、缓慢进展的病例中，DAT-SPECT 可能会有助于诊断，因为它在特发性震颤中检测结果正常。

**10.其他**　肝豆状核变性可伴有角膜色素环和肝功能损害。抑郁症患者可出现表情缺乏、思维迟滞、运动减少，有时易误诊为帕金森病，但抑郁症一般不伴有静止性震颤和肌强直，对称起病，有明显的情绪低落和快感缺乏可资鉴别。

综上所述，在临床工作中要关注帕金森病前驱期的诊断，也要重视临床期的诊断和鉴别诊断。对帕金森病患者，需要进行细致的病史回顾、全面的神经系统体格检查以及必要的辅助检查，评估有无绝对排除项、支持项及警示征，诊疗过程需严格按帕金森病诊断标准流程进行。对暂时不能明确诊断的患者，需加强随访，密切关注药物疗效、体征进展及辅助检查变化，尽可能予以精准诊断，为疾病早期诊断及合理治疗奠定基础。

## 第六节　帕金森病的治疗

近年来，我国学者无论是对帕金森病发病机制的认识，对早期诊断生物标志物的发现，还是对治疗理念的更新以及对治疗方法和手段的探索，都取得了显著的进步。同时，国外尤其是欧美国家的相关治疗指南也给了我们很好的启示和借鉴。中华医学会神经病学分会帕金森病及运动障碍学组分别于 2006 年、2009 年和 2014 年制定了第一、第二、第三版《中国帕金森病治疗指南》，对于规范和优化我国帕金森病的治疗行为和提高治疗效果均起到了重要的作用。近年来，无论国外还是国内在该治疗领域都有治疗理念的更新和治疗方法的进步。为了更好地适应其发展，更好地指导临床实践，2020 年中华医学会神经病学分会帕金森病及运动障碍学组对 6 年前制定的第三版治疗指南进行了必要的修改和更新。

### 一、帕金森病的治疗原则

**1.综合治疗**（integrated therapy）　每一位帕金森病患者可以先后或同时表现出运动症状和非运动症状，但在整个病程中都会有这两类症状，有时还会产生多种非运动症状。不仅运动症状会影响患者的工作能力和日常生活能力，非运动症状也会明显影响患者的生活质量。因此，应对帕金森病的运动症状和非运动症状采取全面综合治疗。

**2.多学科治疗**（multiple disciplinary team，MDT）　帕金森病治疗方法和手段包括药物治疗、手术治疗、肉毒毒素注射、运动疗法、心理干预、照料护理等。药物治疗作为首选，且是整个治疗过程中的主要治疗手段，手术治疗则是药物治疗效果不佳时的一种有效补充手段，肉毒毒素注射是治疗局部痉挛和肌张力障碍的有效方法，运动与康复治疗、心理干预与照料护理则适用于帕金森病治疗全程。因此，在临床条件允许的情况下，组建由神经内科、功能神经外科、神经心理、康复乃至社区全科医生等组成的多学科团队，可以更有效地治疗和管理帕金森病患者，更好地为患者的症状改善和生活质量的提高带来更大的益处。

**3.全程管理**（long-term management）　目前应用的治疗手段，无论药物或手术，都只能改善症状，不能阻止病情的发展，更无法实现治愈。因此，治疗不仅要立足当前，而且需长期管理，以达到长期获益。

## 二、帕金森病的用药原则

疾病的运动症状和非运动症状都会影响患者的工作和日常生活能力，因此用药的原则以达到有效改善症状、避免或降低不良反应、提高工作能力和生活质量为目标。提倡早期诊断、早期治疗，不仅可以更好地改善症状，而且可能延缓疾病的进展。应坚持"剂量滴定"以避免产生药物急性不良反应，力求实现"尽可能以小剂量达到满意的临床效果"的用药原则，可避免或降低运动并发症尤其是异动症的发生率。文献表明我国帕金森病患者的异动症发生率明显低于国外的帕金森病患者。治疗应遵循循证医学证据，也应强调个体化特点，不同患者的用药选择需要综合考虑患者的疾病特点（是以震颤为主，还是以强直少动为主）和疾病严重程度、发病年龄、就业状况、有无认知障碍、有无共病、药物可能的不良反应、患者的意愿、经济承受能力等因素，尽可能避免、推迟或减少药物的不良反应和运动并发症。抗帕金森病药物治疗时不能突然停药，特别是使用左旋多巴及大剂量多巴胺受体激动剂时，以免发生撤药恶性综合征。

帕金森病用药主要依据患者的临床症状和年龄以及病情发展情况，详细流程见图 1-4。

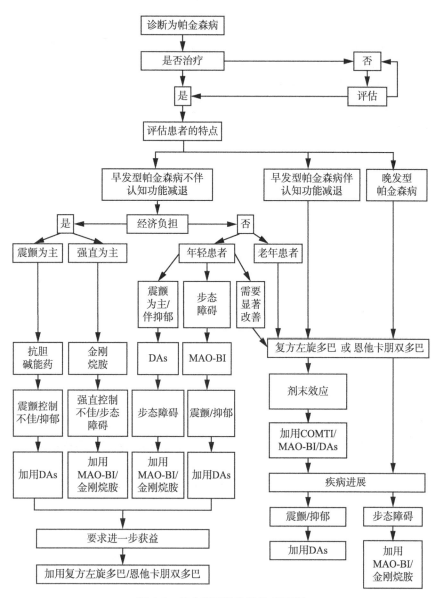

**图1-4 帕金森病的药物治疗流程**

DAs：非麦角类多巴胺受体激动剂；MAO-BI：单胺氧化酶B抑制剂

（1）早发型帕金森病患者，不伴智能减退，可有如下选择。①非麦角类多巴胺受体激动剂（DAs）；②单胺氧化酶 B 抑制剂（MAO-BI）；③复方左旋多巴；④恩他卡朋双多巴片；⑤金刚烷胺；⑥抗胆碱能药。若伴智能减退，应选择复方左旋多巴。首选药物并非按照以上顺序，需根据不同患者的具体情况而选择不同方案。若顺应欧美治疗指南首选①方案，也可首选②方案，或可首选③方案；若因特殊工作之需，力求显著改善运动症状，则可首选③或④方案；也可在小剂量应用①或②方案时，同时小剂量合用③方案；若考虑药物经济因素，对强直少动型患者可首选⑤方案，对震颤型患者也可首选⑥方案。

（2）晚发型帕金森病患者，或伴智能减退的早发型患者：一般首选复方左旋多巴治疗。随症状加重、疗效减退时可添加 DAs、MAO-BI 或儿茶酚-O-甲基转移酶抑制剂（COMTI）治疗。抗胆碱能药尽可能不用，尤其老年男性患者，因有较多不良反应。

### 三、早期帕金森病的药物治疗

**1.早期帕金森病的药物治疗**　根据临床症状严重程度的不同，将 Hoehn-Yahr 分级 1~2.5 级定义为疾病早期。疾病一旦发生将随时间推移而渐进性加重，有证据提示疾病早期阶段较后期阶段进展快。因此，一旦早期诊断，即应开始早期治疗，争取掌握疾病修饰时机，对于疾病治疗的长程管理有重要作用。早期治疗可以分为非药物治疗（包括认识和了解该疾病、补充营养、加强运动康复、坚定战胜疾病的信心，以及社会和家人对患者的理解、关心与支持）和药物治疗。一般开始多以单药治疗，但也可采用两种不同作用机制（针对多靶点）的药物小剂量联合应用，力求疗效最佳，维持时间更长，而急性不良反应和运动并发症发生率更低。

**2.早期帕金森病的疾病修饰疗法**　疾病修饰治疗药物除有可能的疾病修饰作用外，也具有改善症状的作用；症状性治疗药物除能够明显改善症状外，部分也可能兼有一定的疾病修饰作用。疾病修饰治疗的目的是既能延缓疾病的进展，又能改善患者的症状。目前临床上尚缺乏具有循证医学证据的有疾病修饰作用的药物，可能有疾病修饰作用的药物主要包括 MAO-BI 和 DAs。MAO-BI 中的雷沙吉兰和司来吉兰可能具有疾病修饰作用；REAL-PET 研究提示 DAs 中的罗匹尼罗可能有疾病修饰作用。非药物运动疗法证据不足，有待进一步研究。

**3.早期帕金森病的症状治疗**　目前临床上有多种可以有效改善帕金森病的药物。每一类药物都有各自的优势和劣势，在临床选择药物时应充分考虑到以患者为中心，根据患者的个人情况，如年龄、症状表现、疾病严重程度、共患病、工作和生活环境等进行药物的选择和调整。

（1）复方左旋多巴（多巴丝肼、卡比多巴）：左旋多巴是治疗帕金森病的标准疗法，是帕金森病药物治疗中最有效的对症治疗药物。然而，大多数患者，随着疾病的进展和左旋多巴的长期使用会产生运动并发症，包括症状波动和异动症。需要指出的是，现有证据提示早期应用小剂量左旋多巴（400 mg/d 以内）并不会增加异动症的产生；与左旋多巴的治疗时间相比，高剂量的左旋多巴和长病程对异动症的发生风险影响更大。因此，早期并不建议刻意推迟使用左旋多巴，特别是对于晚发型帕金森病患者或者运动功能改善需求高的较年轻患者，复方左旋多巴可以作为首选，但应维持在满足症状控制前提下尽可能低的有效剂量。复方左旋多巴常释剂具有起效快的特点，而缓释片维持时间相对较长，但起效慢、生物利用度低，在使用时，尤其是两种不同剂型转换时需加以注意。

（2）DAs：有两种类型，即麦角类 DAs 和非麦角类 DAs，其中麦角类由于可能引起瓣膜病变的严重不良反应，临床已不主张使用，而主要推崇采用非麦角类，并作为早发型患者病程初期的首选药物，包括普拉克索（pramipexole）、罗匹尼罗（ropinirole）、吡贝地尔（piribedil）、罗替高汀（rotigotine）和阿扑吗啡（apomorphine）（前 4 种药物被 2018 IPMDS 循证评估为有效）。需要指出的是，多巴胺受体激动剂大多有嗜睡和精神不良反应发生的风险，需从小剂量滴定逐渐递增剂量。在疾病早期左旋多巴和多巴胺受体激动剂均小剂量联合使用，充分利用两种药物的协同效应并延迟剂量依赖性不良反应，临床上较常用，早期添加 DAs 可能推迟异动症的发生。上述 5 种非麦角类药物之间的剂量转换为：普拉克索：罗匹尼罗：罗替高汀：吡贝地尔：阿扑吗啡=1：5：3.3：100：10，因个体差异仅作为参考。

（3）MAO-BI：包括第一代 MAO-BI 司来吉兰常释片和口崩片（国内未上市），第二代 MAO-BI 雷沙吉兰，以及国内尚未上市的双通道阻滞剂沙芬酰胺、唑尼沙胺。这类药物对于帕金森病患者的运动症状有改善作用，同时在目前所有抗帕金森病药物中可能相对有疾病修饰作用的证据，主要推荐用于治疗早期帕金森病患者，特别是早发型或者初治的帕金森病患者，也可用于进展期的帕金森病患者的添加治疗。在改善运动并发症方面，雷沙吉兰相对于司来吉兰证据更充分。使用司来吉兰时勿在傍晚或晚上应用，以免引起失眠。

（4）儿茶酚-*O*-甲基转移酶抑制剂（catechol-*O*-methyltransferase inhibitor，COMTI）：主要有恩他卡朋（entacapone）、托卡朋（tolcapone）和奥匹卡朋（opicapone）以及与复方左旋多巴组合的恩他卡朋双多巴片（为恩他卡朋/左旋多巴/卡比多巴复合制剂，按左旋多巴剂量不同分成 4 种剂型）。在疾病早期首选恩他卡朋双多巴片治疗可以改善症状，但是否能预防或延迟运动并发症的发生，目前尚存争议，在疾病中晚期添加 COMTI 治疗可以进一步改善症状。需要指出的是，恩他卡朋需与复方左旋多巴同服，单用无效，托卡朋每日首剂与复方左旋多巴同服，此后可以单用，一般每间隔 6h 服用，但需严密监测肝功能。

（5）抗胆碱能药：国内有苯海索（benzhexol），主要适用于有震颤表现的患者，而对无震颤的患者不推荐应用。对 60 岁以下的患者，需告知长期应用可能会导致认知功能下降，所以要定期筛查认知功能，一旦发现认知功能下降则应停用；对 60 岁以上的患者尽可能不用或少用；若必须应用则应控制剂量。

（6）金刚烷胺：有两种剂型，即常释片和缓释片，国内目前仅有前者，对少动、强直、震颤均有改善作用，对改善异动症有效（IPMDS 循证：证据有效，临床有用）。

## 四、中晚期帕金森病的药物治疗

根据临床症状严重程度的不同，将 Hoehn-Yahr 分级 3~5 级定义为中晚期帕金森病，尤其是晚期帕金森病的临床表现极其复杂，其中有疾病本身的进展，也有药物不良反应或运动并发症的因素参与。对中晚期帕金森病患者的治疗，既要继续力求改善运动症状，又要妥善处理一些运动并发症和非运动症状。

### （一）运动症状及姿势平衡障碍的治疗

疾病进入中晚期阶段，患者运动症状进一步加重，行动迟缓更加严重，日常生活能力明显降低，出现姿势平衡障碍、冻结步态，容易跌倒。

力求改善上述症状则需增加在用药物的剂量或添加不同作用机制的抗帕金森病药物，可以根据临床症状学（震颤还是强直少动突出），以及对在用多种药物中哪一药物剂量相对偏低或治疗反应相对更敏感的药物而增加剂量或添加药物。冻结步态是帕金森病患者摔跤的最常见原因，易在变换体位如起身、开步和转身时发生，目前尚缺乏有效的治疗措施，调整药物剂量或添加药物偶尔奏效，对部分患者来说，增加复方左旋多巴剂量或添加 MAO-BI 和金刚烷胺可能奏效。此外，适应性运动康复、暗示治疗，例如：步态和平衡训练、主动调整身体重心、踏步走、大步走、视觉提示（地面线条、规则图案或激光束）、听口令、听音乐或拍拍子行走或跨越物体（真实的或假想的）等可能有益。必要时使用助行器甚至轮椅，做好防护。随着人工智能技术的发展，智能穿戴设备及虚拟现实技术在改善姿势平衡障碍、冻结步态方面带来了益处。

## （二）运动并发症的治疗

运动并发症（症状波动和异动症）是帕金森病中晚期阶段的常见症状，严重影响患者的生活质量，给临床治疗带来较棘手的难题。通过提供持续性多巴胺能刺激（continuous dopaminergic stimulation，CDS）的药物或手段可以对运动并发症起到延缓和治疗的作用，调整服药次数、剂量或添加药物可能改善症状，手术治疗如脑深部电刺激（deep brain stimulation，DBS）亦有效。

**1.症状波动的治疗**（图 1-5） 症状波动主要有剂末恶化（end of dose deterioration）、开-关现象（on-off phenomenon）等。对剂末恶化的处理方法有：①避免饮食（含蛋白质）对左旋多巴吸收及通过血脑屏障的影响，需在餐前 1h 或餐后 1.5h 服用复方左旋多巴，调整蛋白饮食可能有效。②不增加服用复方左旋多巴的每日总剂量，而适当增加每日服药次数，减少每次服药剂量（以仍能有效改善运动症状为前提）。③复方左旋多巴由常释剂换用缓释片以延长作用时间，更适宜在早期出现的剂末恶化，尤其发生在夜间时为较佳选择，但剂量需增加 20%~30%〔美国指南不认为能缩短"关"期，是 C 级证据，而英国国家卫生与服务优化（National Institute for Health and Care Excellence，NICE）指南推荐可在晚期患者中应用，但不作为首选，是 B 级证据。〕新型的左旋多巴/卡比多巴缓释胶囊（Rytary）可以快速起效并较长时间维持血药

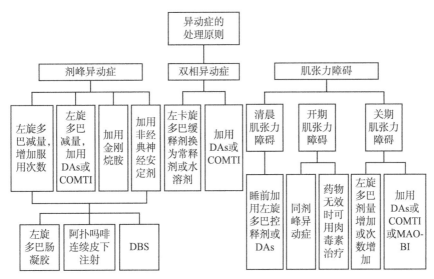

**图 1-5　帕金森病患者症状波动的处理原则**

COMTI：儿茶酚-O-甲基转移酶抑制剂；DBS：脑深部电刺激

多巴浓度，减少给药次数，缩短"关"期，减少症状波动，因此左旋多巴/卡比多巴缓释胶囊对症状波动的治疗被评估为有效、临床有用。④加用对纹状体产生 CDS 的长半衰期 DAs（美国指南中普拉克索、罗匹尼罗为 B 级证据；NICE 指南中为 A 级证据；普拉克索和罗匹尼罗的常释片及缓释片、罗替高汀贴片及阿扑吗啡间断皮下输注对症状波动的治疗均被 IPMDS 循证评估为证据有效，临床有用，阿扑吗啡持续输注对症状波动的治疗被评估为可能有效，临床可能有用）。若已用 DAs 中的一种而出现不良反应或疗效减退可试换用另一种。另外，2017 年 NICE 指南指出 DAs 在减少关期时间相对于 MAO-BI 和 COMTI 更多，但是幻觉的风险相对更高。⑤加用对纹状体产生 CDS 的 COMTI（美国指南中恩他卡朋为 A 级证据，托卡朋为 B 级证据；英国 NICE 指南中为 A 级证据，恩他卡朋作为首选；恩他卡朋和奥匹卡朋对症状波动的治疗被评估为有效，临床有用，托卡朋被评估为有效，临床可能有用）。⑥加用 MAO-BI（美国指南中雷沙吉兰为 A 级证据，司来吉兰为 C 级证据；NICE 指南中为 A 级证据；雷沙吉兰、沙芬酰胺和唑尼沙胺对症状波动的治疗被评估为有效，临床有用。⑦腺苷 A2A 受体拮抗剂伊曲茶碱对症状波动的治疗被评估为可能有效，临床可能有用。⑧双侧丘脑底核-DBS 和苍白球内侧部（globus pallidus internus，Gpi）-DBS 对症状波动的治疗均被评估为有效，临床有用。单侧苍白球损毁术相对于单侧丘脑和丘脑底核损毁术及单侧丘脑刺激术，对于改善症状波动的证据更为充分，因此单侧苍白球损毁术对症状波动的治疗被评估为有效，临床有用。对开-关现象的处理较为困难，方法有：①选用长半衰期的非麦角类 DAs，其中普拉克索、罗匹尼罗、罗替高汀证据较为充分，吡贝地尔证据不充分。每日 1 次的 DAs 缓释片较常释片的血药浓度更平稳，可能改善开-关现象的作用更满意，依从性更高。如罗匹尼罗的 PREPARED 研究表明缓释片相对于常释片能够带来更长"关"期时间的减少。②对于口服药物无法改善的严重"关"期患者，可考虑采用持续皮下注射阿扑吗啡（continuous subcutaneous apomorphine infusion）或左旋多巴肠凝胶灌注（levodopa-carbidopa intestinal gel）。③手术治疗（丘脑底核-DBS 或 Gpi-DBS）。

**2.异动症的治疗**（图 1-6）　异动症包括剂峰异动症（peak-dose dyskinesia）、双相异动症（biphasic dyskinesia）和肌张力障碍（dystonia）。对剂峰异动症的处理方法为：①减少每次复方左旋多巴的剂量，若伴有剂末现象可增加每日次数。②若患者是单用复方左旋多巴，可适当减少剂量，同时加用 DAs，或加用 COMTI。③加用金刚烷胺或金刚烷胺缓释片（IPMDS 循证：证据有效，临床有用），后一剂型是目前唯一获批用于治疗左旋多巴相关的异动症口服药物。④加用非经典型抗精神病药如氯氮平（IPMDS 循证：证据有效，临床有用）。⑤若在使用复方左旋多巴缓释片，则应换用常释剂，避免缓释片的累积效应。对双相异动症（包括剂初异动症和剂末异动症）的处理方法为：①若使用复方左旋多巴缓释片应换用常释剂，最好换用水溶剂，可以有效缓解剂初异动症。②加用长半衰期的 DAs 或加用延长左旋多巴血浆清除半衰期、增加曲线下面积（AUC）的 COMTI，可以缓解剂末异动症，也可能有助于改善剂初异动症。目前的 IPMDS 循证提示普拉克索被评估为证据不足，待进一步研究。肌张力障碍包括清晨肌张力障碍、关期肌张力障碍和开期肌张力障碍。对清晨肌张力障碍的处理方法为：①睡前加用复方左旋多巴缓释片或 DAs。②在起床前服用复方左旋多巴水溶剂或缓释剂。对关期肌张力障碍的处理方法为：①增加复方左旋多巴的剂量或次数。②加用 DAs、COMTI 或 MAO-BI。对开期肌张力障碍的处理方法为：①与剂峰异动症的处理方法基本相同。②若调整药物治疗无效时，可在肌电图引导下行肉毒毒素注射治疗。对于某些药物难治性异动症的处理方法为：使用左旋多巴/卡比多巴肠凝胶制剂、丘脑底核-DBS 和 GPi-DBS 手术治疗可获益（IPMDS 循证：证据有效，临床有用），也可使用阿扑吗啡皮下注射。其他正在进行临床研究的治疗异动症的药物主要是作用于 5-羟色胺能、谷氨酸能、γ-氨基丁酸能和去甲肾上腺素能等非多巴胺通路途径。

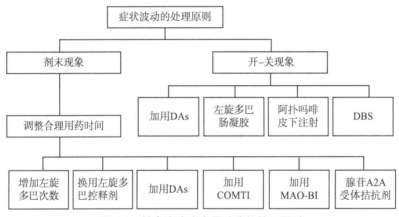

图 1-6　帕金森病患者异动症的处理原则

## （三）非运动症状的治疗

帕金森病的非运动症状涉及许多类型，主要包括睡眠障碍、感觉障碍、自主神经功能障碍和精神及认知障碍。非运动症状在整个帕金森病的各个阶段都可能出现，某些非运动症状，如嗅觉减退、快速眼动睡眠行为障碍（rapid eye movement sleep behavior disorder，RBD）、便秘和抑郁可比运动症状出现得更早。非运动症状也可随着运动波动而波动（non-motor fluctuations）。非运动症状严重影响患者的生活质量，因此在管理帕金森病患者的运动症状的同时也需要管理患者的非运动症状。

**1.睡眠障碍的治疗**　60%~90%的帕金森患者伴有睡眠障碍，睡眠障碍是最常见的非运动症状，也是常见的帕金森病夜间症状之一。睡眠障碍主要包括失眠、RBD、白天过度嗜睡（excessive daytime sleepiness，EDS）和不宁腿综合征（restless legs syndrome，RLS），其中约50%或以上的患者伴有RBD，伴RBD患者的处理首先是防护，发作频繁者可在睡前给予氯硝西泮或褪黑素，氯硝西泮有增加跌倒的风险，一般不作为首选。失眠和睡眠片段化是最常见的睡眠障碍，首先要排除可能影响夜间睡眠的抗帕金森病药物，如司来吉兰和金刚烷胺都可能导致失眠，尤其在傍晚服用者，首先需纠正服药时间，司来吉兰需在早晨、中午服用，金刚烷胺需在下午4时前服用，若无改善，则需减量甚至停药。若睡眠障碍与药物无关则多数与帕金森病夜间运动症状有关，也可能是原发性疾病所致。若睡眠障碍与患者的夜间运动症状有关，则主要是多巴胺能药物的夜间血药浓度过低所致，因此加用DAs（尤其是缓释片）、复方左旋多巴缓释片、COMTI能够改善患者的睡眠质量。若是EDS则要考虑是否存在夜间的睡眠障碍，RBD、失眠患者常合并EDS，此外也与抗帕金森病药物DAs或左旋多巴应用有关。如果患者在每次服药后出现嗜睡，提示药物过量，适当减小剂量有助于改善EDS；如果不能改善，可以换用另一种DAs或者可将左旋多巴缓释片替代常释剂，可能得到改善；也可尝试使用司来吉兰。对于顽固性EDS患者可以使用精神兴奋剂莫达菲尼。帕金森病患者也常伴有RLS，治疗优先推荐DAs，在入睡前2h内选用DAs如普拉克索、罗匹尼罗和罗替高汀治疗十分有效，或用复方左旋多巴也可奏效。

**2.感觉障碍的治疗**　帕金森病最常见的感觉障碍主要包括嗅觉减退、疼痛或麻木。90%以上的患者存在嗅觉减退，且多发生在运动症状之前多年，目前尚缺乏有效措施改善嗅觉障碍。40%~85%的帕金森病患者伴随疼痛，疼痛的临床表现和潜在病因各不相同，其中肌肉骨骼疼痛被认为是最常见的，疼痛可以由疾病本身引起，也可以是伴随骨关节病变所致。疼痛治疗的第一步是优化多巴胺能药物。特别是症状波动性的疼痛，如果抗帕金森病药物治疗开期疼痛或麻木减轻或消失，关期复现，则提示由帕金森病所致，可以调整多巴胺能药物治疗以延长开期，约30%的患者经多巴胺能药物治疗后可缓解疼痛。反之则由其他共病或原因引起，可以予以相应的治疗，如给予非阿片类（多乙酰氨基酚和非甾体抗炎药）及阿片类镇痛剂（羟考酮）、抗惊厥药（普瑞巴林和加巴喷丁）和抗抑郁药（度洛西汀）。通常采用非阿片类和阿片类镇痛剂治疗肌肉骨骼疼痛，抗惊厥药和抗抑郁药治疗神经痛。

**3.自主神经功能障碍的治疗**　帕金森病最常见的自主神经功能障碍包括便秘、泌尿障碍和直立性低血压等。对于便秘，摄入足够的液体、水果、蔬菜、纤维素或其他温和的导泻药，如乳果糖（lactulose）、龙荟丸、大黄片等能改善便秘，也可加用促进胃肠蠕动的药物，如多潘立酮、莫沙必利等，以及增加运动。需要停用抗胆碱能药。对泌尿障碍中的尿频、尿急和急迫性尿失禁的治疗，可采用外周抗胆碱能药，如奥昔布宁（oxybutynin）、溴丙胺太林（propantheline）、托特罗定（tolterodine）和莨菪碱（hyoscyamine）等；对逼尿肌无反射者则给予胆碱能制剂（但需慎用，因会加重帕金森病的运动症状）；若出现尿潴留，应采取间歇性清洁导尿，若由前列腺增生肥大引起，严重者必要时可行手术治疗。直立性低血压患者应增加盐和水的摄入量；睡眠时抬高头位，不要平卧；可穿弹力裤；不要快速地从卧位或坐位起立；首选α-肾上腺素能激动剂米多君（midodrine）治疗，且最有效；也可使用屈昔多巴和选择性外周多巴胺受体拮抗剂多潘立酮。

**4. 精神及认知障碍的治疗**　帕金森病最常见的精神及认知障碍包括抑郁和（或）焦虑、幻觉和妄想、冲动强迫行为和认知减退及痴呆。首先需要甄别是由抗帕金森病药物诱发，还是由疾病本身导致。若是前者因素，则需根据最易诱发的概率而依次逐减或停用如下抗帕金森病药物：抗胆碱能药、金刚烷胺、MAO-BI、DAs；若仍有必要，最后减少复方左旋多巴剂量，但要警惕可能带来加重帕金森病运动症状的后果。如果药物调整效果不理想，则提示可能是后者因素，就要考虑对症用药。

（1）抑郁、焦虑和淡漠：约35%的患者伴随抑郁，31%的患者伴随焦虑，其中抑郁伴焦虑的类型居多。抑郁可以表现为关期抑郁，也可与运动症状无明确相关性，治疗策略包括心理咨询、药物干预和重复经颅磁刺激（repetitive transcranial magnetic stimulation，rTMS）。当抑郁影响生活质量和日常生活时，可加用DAs，以及抗抑郁药物包括选择性5-羟色胺再摄取抑制剂（selective serotonin reuptake inhibitor，SSRI）、5-羟色胺和去甲肾上腺素再摄取抑制剂（serotonin and noradrenaline reuptake inhibitor，SNRI）或三环类抗抑郁药（tricyclic antidepressant，TCA）。《中国抑郁障碍防治指南》（第2版）中，SSRI和SNRI可有效治疗抑郁（A级）。目前，DAs类中的普拉克索和SNRI药物文拉法辛证据较充分（IPMDS循证证据有效，临床有用）；TCA药物中的去甲替林和地昔帕明改善抑郁症状证据其次（IPMDS循证证据可能有效，临床可能有用），但需要注意的是TCA药物存在抗胆碱能不良反应，不建议用于认知受损的老年患者；其他SSRI和SNRI类药物如西酞普兰、帕罗西汀、舍曲林、氟西汀和TCA药物阿米替尼临床疗效结果不一（IPMDS循证：证据不充分，临床可能有用）。但需注意，SSRI在某些患者中偶尔会加重运动症状；西酞普兰日剂量20 mg以上可能在老年人中引起长QT间歇，需谨慎使用。目前关于帕金森病伴焦虑的研究较少，常见的治疗方式包括抗抑郁药物、心理治疗等；对于帕金森病伴淡漠的治疗也缺乏证据充分的药物，DAs类药物吡贝地尔、胆碱酯酶抑制剂利伐斯的明（rivastigmine）可能有用。

（2）幻觉和妄想：帕金森病患者的精神症状，如幻觉和妄想等发生率为13%~60%，其中视幻觉是最常见症状。首先要排除可能诱发精神症状的抗帕金森病药物，尤其是抗胆碱能药、金刚烷胺和DAs。若排除了药物诱发因素后，可能是疾病本身导致，则可给予对症治疗，多推荐选用氯氮平或喹硫平，前者的作用稍强于后者，证据更加充分，但是氯氮平会有1%~2%的概率导致粒细胞缺乏症，故需监测血细胞计数，因此临床常用喹硫平。另外，选择性5-羟色胺2A受体反向激动剂匹莫范色林（IPMDS循证：证据有效，临床有用）的临床证据也较充分，由于不加重运动症状在国外被批准用于治疗帕金森病相关的精神症状。其他抗精神病药由于可加重运动症状，不建议使用；对于易激惹状态，劳拉西泮（lorazepam）和地西泮很有效。所有的精神类药物都不推荐用于伴随痴呆的帕金森病患者。

（3）冲动强迫行为（impulse compulsive behavior，ICB）：是困扰帕金森病患者的精神性非运动症状之一，主要包括：冲动控制障碍（impulse control disorder，ICD）、多巴胺失调综合征（dopamine dysregulation syndrome，DDS）和刻板行为（punding），后两种也称为ICD的相关疾病。3种类型在帕金森病中的发生率分别为13.7%、0.6%~7.7%和0.34%~14.00%。亚洲人群较西方人群发生率低，可能与使用抗帕金森病药物剂量偏低有关。ICD包括病理性赌博、强迫性购物、性欲亢进、强迫性进食等；DDS是一种与多巴胺能药物滥用或成瘾有关的神经精神障碍，患者出现严重的但可耐受的异动症、关期的焦虑及与多巴胺药物成瘾性相关的周期性情绪改变；刻板行为是一种重复、无目的、无意义的类似于强迫症的运动行为，如漫无目的地开车或走路、反复打扫卫生或清理东西等，并且这种刻板行为通常与先前所从事的职业或爱好有关。ICB 发病机制尚不明确，研究认为 ICD 可能与多巴胺能神经元缺失和多巴胺能药物的使用有关，尤其是 DAs，多巴胺能药物异常激活突触后 D3 受体，引起异常兴奋；DDS 可能与左旋多巴或者短效的 DAs（如阿扑吗啡）滥用有关；刻板行为通常与长期过量服用左旋多巴或 DAs 有关，且常伴随严重异动症，同时与睡眠障碍、ICD 及 DDS 有关。对 ICD 的治疗可减少 DAs 的用量或停用，若 DAs 必须使用，则可尝试换用缓释剂型；托吡酯、唑尼沙胺、抗精神病药物（喹硫平、氯氮平），以及金刚烷胺治疗可能有效（IPMDS 循证：证据不充分，待进一步研究）；阿片类拮抗剂（纳曲酮和纳美芬）治疗可能有用，但尚需进一步研究。也可以尝试认知行为疗法（cognitive-behavioral therapy，CBT）（IPMDS 循证：可能有效，临床可能有用）。对 DDS 的治疗，减少或停用多巴胺能药物可以改善症状，短期小剂量氯氮平和喹硫平可能对某些病例有帮助，持续的左旋多巴灌注和丘脑底核-DBS 可以改善某些患者的症状。严重的异动症和关期情绪问题可以通过皮下注射阿扑吗啡得到改善。对刻板行为的治疗，减少或停用多巴胺能药物也许有效，但需要平衡刻板行为的控制和运动症状的恶化；氯氮平和喹硫平、金刚烷胺及 rTMS 可能改善症状，但需进一步验证。以上 3 种 ICB 的治疗尚缺乏有效的循证干预手段，临床处理比较棘手，因此重在预防。

（4）认知障碍和痴呆：25%~30% 的帕金森病患者伴有痴呆或认知障碍。临床上首先需排除可能影响认知的抗帕金森病药物，如抗胆碱能药物苯海索。若排除了药物诱发因素后可应用胆碱酯酶抑制剂，其中利伐斯的明证据充分，临床有用；多奈哌齐（donepezil）和加兰他敏（galantamine）由于证据有限，被认为临床可能有用（IPMDS 循证），目前还没有充分的证据证明美金刚有效。除此之外，对于帕金森病伴轻度认知障碍的患者也缺乏有效的药物证据，可以应用胆碱酯酶抑制剂治疗。

**5.其他治疗方法**

（1）手术治疗：帕金森病早期对药物治疗效果显著，但随着疾病的进展，药物疗效明显减退，或并发严重的症状波动或异动症，这时可以考虑手术治疗。手术方法主要有神经核毁损术和 DBS，DBS 因其相对无创、安全和可调控性而成为目前的主要手术选择。DBS 手术治疗适应证详见《中国帕金森病脑深部电刺激疗法专家共识》（2020 版）。手术靶点主要包括 GPi 和丘脑底核，目前认为这 2 个靶点对震颤、强直、运动迟缓和异动症均有显著疗效，但丘脑底核-DBS 在显著减少抗帕金森病药物剂量上更具优势。术前对左旋多巴敏感可作为丘脑底核-DBS 治疗估计预后的指标（B 级证据），年龄和病程可作为丘脑底核-DBS 估计预后的指标，病程短的年轻患者可能较年长且病程长的患者术后改善更为显著（C 级证据）。但需要强调的是，手术虽然可以明显改善帕金森病患者的运动症状，但并不能根治疾病，术后仍需应用药物治疗，但可减少剂量，同时需对患者进行优化程控，适时调整刺激参数。手术须严格掌握适应证，且手术对于非原发性帕金森病的帕金森叠加综合征患者无效，此类患者是手术的禁忌证。手术对肢体震颤和（或）肌强直有较好疗效，但对中轴症状如严重的语言吞咽障碍、步态平衡障碍疗效不显著，或无效，另外对一些非运动症状如认知障碍亦无明确疗效，甚至有可能恶化。

（2）干细胞治疗：多年来，人们对基于细胞的再生疗法表现出了浓厚兴趣，旨在通过生理学手段治疗帕金森病的多巴胺缺陷。干细胞的治疗被视为最有前景的治疗方法之一，相关的临床试验仍在进展中。

（3）康复与运动疗法：康复与运动疗法对帕金森病运动和非运动症状改善乃至对延缓病程的进展可能都有一定的帮助，特别是帕金森病患者多存在步态障碍、姿势平衡障碍、语言和（或）吞咽障碍等轴性症状，这些症状对于药物疗效甚微，但是可以从康复和运动疗法中获益。因此，建议将康复治疗应用于帕金森病患者的全病程。临床上，可以根据不同的行动障碍进行相应的康复或运动训练，如健走、太极拳、瑜伽、舞蹈、有氧运动、抗阻训练等。国外已证明有效的帕金森病康复治疗包括：物理与运动治疗（physiotherapy and physical activity）、作业治疗（occupational therapy）、言语和语言治疗（speech and language therapy）及吞咽治疗（swallowing therapy）。早期帕金森病患者即推荐咨询专业的物理、作业和言语治疗师进行评估以寻求康复治疗建议（B 级证据，NICE 指南）；对于平衡及运动功能障碍的患者，需要给予帕金森病特异性的物理治疗（A 级证据，NICE 指南）；伴有日常功能活动障碍者，需给予帕金森病特异性职业治疗（A 级证据，NICE 指南）。需要注意的是，在进行康复和运动治疗时，安全性是第一位的。另外，需要针对不同的患者特点制定个体化和适应性康复与运动训练计划，同时，需要确保长期依从性，若能每日坚持，则有助于提高患者的生活自理能力，改善运动功能，并能延长药物的有效期。

（4）心理干预：临床上，帕金森病除药物治疗外，心理干预也十分必要。心理干预，特别是认知训练（cognitive training）、CBT 提供了一种可行的非药物治疗方案。目前，认知训练对改善帕金森病患者的认知功能障碍可能有益，但仍需要高质量的随机对照试验研究证实（IPMDS 循证：研究中）；CBT 对帕金森病合并抑郁或 ICD 治疗可能有效（IPMDS 循证），英国 NICE 指南推荐 CBT 可用于调整多巴胺能药物无效的患者；同时，对于睡眠障碍特别是失眠，CBT 治疗已获得美国睡眠协会的 A 级推荐。因此，对帕金森病患者的神经-精神症状应予有效的心理干预治疗，与药物应用并重，以减轻身体症状，改善心理精神状态，达到更好的治疗效果。

（5）照料护理：对帕金森病患者，除了专业性药物治疗外，科学的护理对于维持患者的生活质量也是十分重要。科学的护理往往对有效控制病情和改善症状起到一定的辅助治疗作用，同时更能够有效地防止误吸或跌倒等可能意外事件的发生。应针对运动症状和非运动症状进行综合护理，包括药物护理、饮食护理、心理护理及康复训练。向患者普及药物的用法和注意事项等，从而有利于规范药物使用，避免药物不良反应的发生；定制针对性饮食方案，改善患者营养状况和便秘等症状；及时评估患者的心理状态，予以积极引导，调节患者的负面情绪，提高患者生活质量；与家属配合，督促患者进行康复训练，以维持患者良好的运动功能，提高患者的自理能力。

（6）人工智能及移动技术：人工智能及移动技术已应用于帕金森病管理的诸多方面。①远程医疗：就诊更方便，从而增加医患间的互动频率，有助于医生全面评估病情从而指导治疗。②可穿戴设备：一方面能够对症状进行客观评估与监测，有助于病情的准确评估和个体化方案的制定；另一方面可作为辅助治疗手段改善患者的生活质量，如防抖勺辅助进食，视/听觉提示改善冻结步态等。③智能手机应用：有利于患者信息的收集，病情评估及患者教育。④虚拟现实技术：可用于康复训练。尽管以上技术在帕金森病中具有应用前景，但也存在一定的局限性。例如，远程医疗对网络条件要求高，可穿戴设备采集的数据是否有效，移动应用对于老年人使用可能过于复杂，虚拟现实技术康复训练需要特定场地等。因此，在临床应用中，应当定期评估人工智能及移动技术在患者管理方面的有效性及可能存在的问题。

帕金森病的治疗没有绝对的固定模式，因为不同患者间的症状可有区别，对治疗的敏感性也存在差异，不同患者对治疗的需求存在不同，同一患者在不同病情阶段对治疗的需求也不尽相同。因此，在临床实际应用时，需注意详细了解患者的病情（疾病严重程度、症状类型等）、治疗反应情况（是否有效、起效时间、作用维持时间、治疗开期延长和关期缩短时间、有无不良反应或并发症）等，结合医师自身的治疗经验，既遵循指南，又体现个体化原则，以期达到更为理想的治疗效果。

## 五、抗帕金森病药物的应用及注意事项

目前国内外已上市的抗帕金森病药物主要包括多巴胺能药物及非多巴胺能药物。多巴胺能药物包括复方左旋多巴、DAs、MAO-BI、COMTI，非多巴胺能药物包括抗胆碱能药物、抗谷氨酸能药物和腺苷 A2 受体拮抗剂。在抗帕金森病药物的使用过程中，均需平衡疗效与不良反应。原则上应从小剂量开始，逐渐递增剂量至获得满意疗效而不出现不良反应为止；由于每位患者对药物治疗的敏感性不尽相同，应注意剂量和反应的个体化。抗帕金森病药物的应用及注意事项详见表 1-1。

表 1-1　抗帕金森病药物的应用及注意事项

| 药物种类 | 药物名称 | 用法用量 | 不良反应 | 注意事项 |
|---|---|---|---|---|
| 复方左旋多巴 | 左旋多巴/苄丝肼、左旋多巴/卡比多巴缓释片 | 起始剂量：125.0～187.5mg/d；有效剂量：375～750mg/d；最大剂量：1000mg/d；服药次数：3～4 次/天 | 运动并发症、恶心、呕吐、食欲减退、直立性低血压、心律失常、精神障碍 | 餐前 1h 或餐后 1.5h 服用，避免突然停药；对左旋多巴过敏、消化道溃疡、严重心律失常及心力衰竭、严重精神疾患、惊厥史、闭角型青光眼、孕妇及哺乳期妇女禁用 |

| 药物种类 | 药物名称 | 用法用量 | 不良反应 | 注意事项 |
|---|---|---|---|---|
| DAs | 普拉克索片 | 起始剂量：0.375 mg/d；<br>有效剂量：1.50～2.25mg/d；<br>最大剂量：4.5mg/d；<br>服药次数：3 次/天 | 恶心、呕吐、便秘、低血压、外周水肿、眩晕、嗜睡、失眠幻觉、精神错乱、冲动控制障碍 | 小剂量开始，逐渐增加剂量。与左旋多巴联用时，应根据运动症状控制效果，调整左旋多巴剂量。避免突然撤药，与抗精神病药物合用易引起帕金森综合征，抗高血压药利舍平、H2 受体拮抗剂以及三环和四环类抗抑郁药联用会降低疗效 |
| | 普拉克索缓释片 | 起始剂量：0.375mg/d；<br>有效剂量：1.50～2.25mg/d；<br>最大剂量：4.5mg/d；<br>服药次数：1 次/天 | — | — |
| | 罗匹尼罗片 | 起始剂量：0.75mg/d；<br>有效剂量：3～9mg/d；<br>最大剂量：24mg/d；<br>服药次数：3 次/天 | 恶心、呕吐、便秘、嗜睡、低血压、外周水肿、幻觉、意识模糊、冲动控制障碍 | — |
| | 罗匹尼罗缓释片 | 起始剂量：2mg/d；<br>有效剂量：6～12mg/d；<br>最大剂量：24mg/d；<br>服药次数：1 次/天 | | |
| | 吡贝地尔缓释片 | 起始剂量：50mg/d；<br>有效剂量：150mg/d；<br>最大剂量：250mg/d；<br>服药次数：3 次/天 | 恶心、呕吐、头晕、睡眠障碍、幻觉，冲动控制障碍等精神障碍 | — |
| | 罗替高汀透皮贴片 | 起始剂量：2mg/d；<br>有效剂量：早期 6～8mg/d；<br>中晚期 6～8mg/d；<br>最大剂量：早期 8mg/d，<br>中晚期 16mg/d；<br>服药次数：1 次/天 | 给药部位反应、恶心、呕吐、便秘、嗜睡、低血压、外周水肿、头晕、幻觉和冲动控制障碍 | |

| 药物种类 | 药物名称 | 用法用量 | 不良反应 | 注意事项 |
|---|---|---|---|---|
| MAO-BI | 雷沙吉兰 | 起始剂量：1mg/d；<br>有效剂量：1mg/d；<br>最大剂量：1mg/d；<br>服药次数：1次/天 | 异动症、恶心、口干、呕吐、幻觉、直立性低血压、肌肉骨骼疼痛、皮疹 | 禁止与MAO抑制剂联用；避免与氟西汀或氟伏沙明联用；停用氟西汀与开始服用雷沙吉兰成至少间隔5周；停用雷沙吉兰与开始氟西汀或氟伏沙明应至少间隔14d |
| | 司来吉兰 | 起始剂量：5mg/d；<br>有效剂量：5～10mg/d；<br>最大剂量：10mg/d；<br>服药次数：2次/天 | 恶心、肝酶升高、意识模糊、运动异常、心动过缓、与左旋多巴联用可能会增强左旋多巴不良反应 | 有胃及十二指肠溃疡、不稳定高血压、心律失常、心绞痛或精神病患者慎用；禁止与MAO抑制剂联用；禁止与SSRI、SNRI以及三环类抗抑郁药联用 |
| COMTI | 恩他卡朋 | 100～200mg/次，需与左旋多巴同服，次数与复方左旋多巴次数相同 | 异动症、恶心、腹泻、头痛、多汗、口干、转氨酶升高、腹痛、尿色变黄、直立性低血压、睡眠障碍和幻觉 | 肝功能异常者慎用或不用，不可与非选择性单胺氧化酶抑制剂联用 |
| 复方左旋多巴＋COMTI | 恩他卡朋双多巴 | 根据左旋多巴的含量，滴定相应剂量 | 同恩他卡朋片及复方左旋多巴 | 同恩他卡朋片及复方左旋多巴 |
| 抗胆碱药能药物 | 苯海索 | 1～2mg/次，3次/天 | 头晕、记忆力下降、意识模糊、嗜睡、幻觉、口干、恶心、视物模糊 | 长期使用，认知功能下降。闭角型青光眼，心动过速及前列腺肥大患者禁用 |
| | 其他：苯扎托品 | | | |
| 抗谷氨酸能药物 | 金刚烷胺 | 50～100mg/次，2～3次/天 | 头昏、恶心、食欲减退、失眠、噩梦、白细胞减少、直立性低血压、下肢网状青斑和踝部水肿 | 肾功能不全、癫痫、严重胃溃疡、肝病患者慎用，哺乳期妇女禁用 |

（孙后超　杨文明　谢代鑫　蔡志友）

# 参 考 文 献

陈生弟, 周海燕. 2006. 帕金森病的昨天、今天和明天[J]. 中华神经科杂志, 6:361-363.

中华医学会神经病学分会帕金森病及运动障碍学组, 中国医师协会神经内科医师分会帕金森病及运动障碍学组. 2020. 中国帕金森病治疗指南(第四版)[J]. 中华神经科杂志, 53(12):973-986.

中华医学会神经病学分会帕金森病及运动障碍学组, 中国医师协会神经内科医师分会帕金森病及运动障碍专业委员会. 2016. 中国帕金森病的诊断标准(2016 版)[J]. 中华神经科杂志, 49(4):268-271.

Berg D, Postuma RB, Adler CH, et al. 2015. MDS research criteria for prodromal Parkinson's disease[J]. Mov Disord, 30(12):1600-1611.

Burciu RG, Ofori E, Archer DB, et al. 2017. Progression marker of Parkinson's disease: a 4-year multi-site imaging study[J]. Brain, 140(8):2183-2192.

Dorsey E, Elbaz A, Nichols E, et al. 2018. Global, regional, and national burden of Parkinson's disease, 1990-2016: a systematic analysis for the Global Burden of Disease Study 2016 [J]. Lancet Neurol, 17(11):939-953.

Group PS. 2000. Pramipexole vs levodopa as initial treatment for parkinson disease: a randomized controlled trial [J]. JAMA, 284(15):1931-1938.

Hayes MT. 2019. Parkinson's disease and parkinsonism[J]. Am J Med, 132(7):802-807.

Isaacson SH, Fisher S, Gupta F, et al. 2017. Clinical utility of DaTscan™ imaging in the evaluation of patients with parkinsonism: a US perspective[J]. Expert Rev Neurother, 17(3):219-225.

Lanska DJ. 2010. Chapter 33: The history of movement disorders[J]. Handb Clin Neurol, 95:501-546.

Morris R, Martini DN, Madhyastha T, et al. 2019. Overview of the cholinergic contribution to gait, balance and falls in Parkinson's disease[J]. Parkinsonism Relat Disord, 63:20-30.

Postuma RB, Berg D, Stern M, et al. 2015. MDS clinical diagnostic criteria for Parkinson's disease[J]. Mov Disord, 30(12):1591-1601.

Prange S, Metereau E, Thobois S. 2019. Structural imaging in Parkinson's disease:new developments[J]. Curr Neurol Neurosci Rep, 19(8):50.

Qi SG, Yin P, Wang LH, et al. 2021. Prevalence of Parkinson's disease: a community-based study in China[J]. Mov Disord, 36(12):2940-2944.

Rocca WA. 2018. The burden of Parkinson's disease: a worldwide perspective [J]. Lancet

Neurol, 17(11):928-929.

Schapira AHV, Chaudhuri KR, Jenner P. 2017. Non-motor features of Parkinson disease[J]. Nat Rev Neurosci, 18(8):509.

Sone J, Mori K, Inagaki T, et al. 2016. Clinicopathological features of adult-onset neuronal intranuclear inclusion disease[J]. Brain, 139(Pt 12):3170-3186.

Spillantini MG, Schmidt ML, Lee VM, et al. 1997. Alpha-synuclein in Lewy bodies [J]. Nature, 388(6645):839-840.

Stoker TB, Greenland JC, Barker RA , et al. 2018. Parkinson's Disease: pathogenesis and clinical aspects [M]. Brisbane (AU): Codon Publications.

Suwijn SR, van Boheemen CJ, de Haan RJ, et al. 2015. The diagnostic accuracy of dopamine transporter SPECT imaging to detect nigrostriatal cell loss in patients with Parkinson's disease or clinically uncertain parkinsonism: a systematic review[J]. EJNMMI Res, 5:12.

Zhang ZX, Dong ZH, Román Gustavo C. 2006. Early descriptions of Parkinson disease in ancient China[J]. Arch Neurol, 63(5):782-784.

# 第二章 帕金森病的血管机制

帕金森病是一种常见的全球性中老年人神经系统退行性疾病，其病理特点是黑质致密部多巴胺能神经元进行性退变、缺失，以及细胞内广泛存在α-突触核蛋白（α-synuclein，α-syn）聚集形成的路易体、纹状体区多巴胺能递质减少、多巴胺与乙酰胆碱递质失衡的生化改变。临床表现为震颤、肌强直、运动迟缓和姿势平衡障碍。其发病机制迄今尚未完全明了。近年来，随着对血管性病变与退行性疾病相关性的深入研究，大量文献提示血管因素参与了帕金森病的发病机制。无论是脑内的大血管病变还是小血管病变都是帕金森病病理生理过程中的积极贡献者。

## 第一节 帕金森病的血管危险因素

帕金森病是常见于中老年人群的神经系统变性疾病，与环境因素、遗传因素以及神经系统老化等多种因素交互作用相关。近年来，研究表明血管危险因素与帕金森病关系密切，脑卒中和帕金森病在临床上存在普遍的共患病情况，提示两者间潜在的相同发病过程和病理机制。脑卒中的危险因素包括年龄、性别、种族、遗传因素、高血压、糖尿病、血脂异常、吸烟、高同型半胱氨酸等。

**1.年龄** 本病主要发生于 50 岁以上的中老年，65 岁以上发病明显增多，提示年龄因素可能与发病有关。相关研究证实随着年龄的增加黑质多巴胺能神经元数目逐渐减少，纹状体内多巴胺递质水平逐渐下降，纹状体的 D1、D2 受体逐年减少。与此同时，血管的柔韧性和弹力日益下降，血管的运输功能减弱，其储备能力也随之降低。年龄相关的动脉粥样硬化引起内皮细胞功能紊乱，导致中脑黑质发生氧化应激，从而在帕金森病的发生发展过程中起着重要的作用。

**2.高血压** 高血压是脑血管病最主要的独立危险因素。有研究发现，高血压患者患帕金森病的风险明显降低，可能是由于收缩压升高脑的有效灌注压升高、交感肾上腺素能活性上调，不易出现自主神经功能衰竭等，而自主神经功能衰竭被认为是神经退行性疾病（如帕金森病）的早期表现。高血压患者肾素-血管紧张素-醛固酮系统（RAAS）激活，可抑制炎症反应、抗氧化应激、增加脑血流，从而减少帕金森病的发生和延缓帕金森病的进展。同时，高血压可引起肾小动脉硬化、肾血管阻力增加、有效肾血流量减少，从而导致肾小管缺氧、肾小管结构与功能受损，影响肾脏对尿酸的排泄，血尿酸水平相对较高，而高尿酸对帕金森病有保护作用。然而，高血压引起的动脉粥样硬化在帕金森病的发病机制中却起着一定的促进作用。也有研究发现，男性人群高血压对帕金森病发病无显著的影响，女性人群中高于正常理想的血压或高血压与帕金森病发病风险呈正相关。因此，高血压和帕金森病之间的关系还有待进一步的研究。

**3.糖尿病**　早期的一些流行病学研究已经注意到，糖尿病和神经退行性疾病之间存在着某些潜在的联系。帕金森病与血糖的关系目前结论不一，但是大部分研究表明，糖尿病患者更易发生帕金森病，糖尿病可能是帕金森病的危险因素。帕金森病和糖尿病可能存在共同的发病机制，两者均属于年龄相关的疾病，两者都存在线粒体功能障碍、内质网应激及炎症因子的释放。糖尿病除了引起血管病变外，还可能直接通过中枢神经途径加重运动功能障碍。胰岛素参与了大脑多巴胺能神经元活性的调节。糖尿病患者的胰岛素抵抗抑制了葡萄糖的转化，导致葡萄糖毒性，过量的细胞内葡萄糖降低了还原型谷胱甘肽（GSH），从而增加了细胞对氧化应激的敏感性。胰岛素调节障碍和胰岛素活性变化与帕金森病的病理生理机制及临床症状相关。也有一项研究表明糖尿病患者与未来发生帕金森病的风险呈负相关。这种相互矛盾的结果可能是由研究之间的异质性引起的。

**4.吸烟**　有大量流行病学研究证实，吸烟与帕金森病发病之间存在明显的负相关关系。烟草中含有MAO-BI，对神经毒性物质起竞争性抑制作用；烟草中含有的一氧化碳和4-苯基-L-吡啶，可减少自由基生成；烟草中的尼古丁与烟碱型乙酰胆碱受体（nAchR）结合，可引起中脑黑质纹状体系统钙依赖性多巴胺递质增加，在一定程度上补充了多巴胺，从而延缓或防止帕金森病的发生。然而，吸烟是引发动脉粥样硬化的危险因素，与炎症的发生发展密切相关，动脉粥样硬化目前被普遍认为是一种慢性炎症反应过程，在帕金森病的发病机制中扮演着重要的角色。香烟烟雾通过产生促炎性细胞因子和香烟焦油物质介导炎症从而导致严重的氧化应激。吸烟还可影响炎症细胞的数量和功能，增加白细胞黏附于血管内皮和浸润血管壁的能力。因此，需进一步探讨吸烟，特别是尼古丁对帕金森病的作用方式和机制，以期将来应用于临床治疗。

**5.同型半胱氨酸** 同型半胱氨酸（homocysteine, Hcy）水平与高血压、心血管疾病的发病相关，Hcy 过度生成或循环障碍，引起高同型半胱氨酸血症。研究发现，血浆 Hcy 水平与帕金森病的发病有一定关系，体内高水平的 Hcy 可诱导氧化应激及神经毒性，引起与帕金森病发生发展密切相关的多巴胺能神经元的变性和死亡。同时，高水平 Hcy 与帕金森病运动症状加重有关，也会导致非运动症状的发生，尤其是认知功能障碍。Hcy 还可能参与了帕金森病患者周围神经损害的发生，其可能机制为 Hcy 发生氧化反应，产生自由基，导致血管及神经损伤。

# 第二节 帕金森病的大血管病变与小血管病变

## 一、动脉粥样硬化

动脉粥样硬化（atherosclerosis，AS）是多发于中老年的一种复杂的血管炎症性疾病，目前认为动脉粥样硬化是血管内皮细胞功能发生紊乱后的炎症反应及在此基础上的损伤-修复过程。近年来，有大量研究表明中枢神经系统和外周器官的炎症反应以及血管内皮功能紊乱在帕金森病的发病机制中扮演着重要的角色。

动脉粥样硬化存在内皮功能紊乱，其重要原因之一是内皮介导的一氧化氮（nitric oxide，NO）合成障碍，以及 NO 和内皮素（endothelin，ET）的平衡失调。研究表明，NO 合成和分泌的减少以及血管内皮对其敏感性的降低可以降低血管内皮的依赖性舒张反应，进一步造成血管的病理性收缩与痉挛，与动脉粥样硬化的发生和发展密切相关。脑血管的舒张功能异常可导致脑组织缺氧，加重多巴胺能神经元的坏死，从而加重帕金森病的病情进展。

既往研究学者认为，机体的脂质代谢障碍是导致动脉粥样硬化的主要原因，但近年来随着研究的不断深入，发现动脉粥样硬化具有与炎症发生发展过程中基本特征相似的病理变化。动脉粥样硬化的病理变化也有变质、渗出和增生的存在，内皮细胞的功能紊乱，炎症细胞的浸润和平滑肌纤维的增生等。同时，也有大量研究表明帕金森病患者多巴胺能神经元的损伤、死亡与中枢神经系统发生的炎症反应过程中小胶质细胞产生的大量活性物质导致的中脑黑质发生氧化应激有关。其中，TNF-α、NF-κB 在帕金森病的发生发展过程中扮演着重要的角色。研究表明，炎症反应可使帕金森病的发病率明显升高，炎症反应的发生可以促进中脑黑质多巴胺能神经元的损伤及死亡。近年来研究发现，中枢神经以及外周器官的炎症反应对帕金森病的发生发展也起到一定作用，即外周炎症紊乱。因此，除了中枢神经系统炎症反应在帕金森病发病机制中起重要作用外，血管内皮的炎症反应对帕金森病也有一定的促进作用。

## 二、脑小血管病

脑小血管病（cerebral small vessel disease，CSVD）是临床常见的与年龄相关的脑血管疾病的多病因的一组临床综合征。根据磁共振成像影像特征，脑小血管病可分为近期皮质下小梗死（recent small subcortical infarct）、腔隙性脑梗死、脑白质高信号、微梗死、脑微出血、扩大的血管周围间隙和脑萎缩等。其起病隐匿、发展缓慢，临床上常缺乏特异性表现，患者可出现认知功能下降、精神情感改变、步态障碍、吞咽及排尿功能异常等。相关流行病学调查发现，超过 60% 的新发帕金森病患者存在较高的血管风险负荷，而血管风险负荷与帕金森病患者的运动症状和认知功能密切相关。多项研究表明，帕金森病患者伴发CSVD 的比例可高达 76%。脑小血管病的病理改变主要分为血管损伤及脑实质损伤；帕金森病的血管病理包括毛细血管碎裂和多个脑区毛细血管网络的损伤，尤其是黑质、中额叶皮层和脑干神经核。此外，在帕金森病患者中也观察到广泛的脑血流减少。这些发现表明脑血管疾病和帕金森病之间存在共同的致病途径。脑小血管病可与帕金森病共存，两者均为年龄相关性疾病，推测神经血管单元功能障碍可能相互影响，促进疾病的发生发展。

### （一）腔隙性脑梗死

腔隙性脑梗死（lacunar infarction，LI）在帕金森病患者中很常见，其发生率接近 50%。由于大多数帕金森病患者年龄在 50 岁以上，且有一个或多个脑血管疾病危险因素，因而更易发生无症状的颅内小血管闭塞，即无症状的 LI（silent lacunar infarction，SLI）。有纵向研究及横断面研究发现，帕金森病患者伴有 SLI 的黑质结构破坏严重，黑质区的平均峰度值与帕金森病患者运动症状严重程度（UPDRS III 部分）得分、Hoehn-Yahr 分级呈正相关，推测其机制可能是因为纹状体与黑质之间的紧密解剖关系，纹状体 SLI（striatal silent lacunar infarction，SSLI）可能会破坏纹状体黑质环路中的纤维束，使黑质的结构改变，进而影响帕金森病患者运动症状的严重程度。同时，也有研究发现高血压和高同型半胱氨酸血症是帕金森病患者发生 SSLI 的主要因素。分布在额颞叶、基底节区和丘脑部位的 LI 与认知功能障碍密切相关，推测其可能通过影响额叶-纹状体-苍白球-丘脑-皮质环路导致执行功能、记忆信息处理功能和整体认知功能受损。一例多中心前瞻性纵向队列研究发现，有 23.7% 的帕金森病合并认知功能障碍的患者伴有皮质下小梗死或腔隙灶。推测只有 LI 累及重要神经功能区域时，帕金森病患者才会出现姿势不稳、步态障碍、言语流畅度下降等，与认知障碍同时发生。目前普遍认为帕金森病痴呆（Parkinson's disease dementia，PDD）并非单一部位受损，但是具体关键部位尚不清楚。

## （二）脑白质高信号

脑白质高信号（white matter hyperintensity，WMH），被称作脑白质疏松或脑白质病变，是脑小血管病的主要代表。WMH 的头颅 CT 表现为对称分布于双侧脑室旁和（或）半卵圆中心的斑点或斑片状低密度影。在头颅 MRI 中脑白质在 T1 加权成像为等、低信号，T2 加权成像及 T2 液体衰减反转恢复序列上呈点状、斑片状高信号，双侧对称，边界模糊。该病与年龄、吸烟、血压、血糖及心血管疾病等有密切关系。研究发现，WMH 的严重程度与帕金森病运动症状呈正相关。脑室周围 WMH 与 UPDRS 轴性运动症状评分和运动迟缓评分呈正相关，与震颤和强直评分无明显关系。脑深部 WMH 主要与患者随意运动减少、动作缓慢有关。由于皮质（额叶）-纹状体神经环路共同参与协调人体的姿势、步态、表情、言语等轴性功能，额叶的 WMH 可能破坏了额叶-纹状体神经环路及额顶环路的完整性，所以更易加重帕金森病患者轴性运动功能的受损程度。WMH 是帕金森病患者发生姿势步态障碍的独立危险因素，WMH 会增加病程中出现冻结步态的风险，比纹状体多巴胺能神经元衰减更能预测帕金森病患者的轴性运动功能障碍。

WMH 与帕金森病患者的非运动症状也有密切关系。研究表明，WMH 可以加重帕金森病患者的认知功能障碍，缩短其恶化进程，影响患者的执行功能、视空间功能等，也是帕金森病患者认知功能减退及进展为痴呆的一个重要预测指标。在伴有认知功能障碍的帕金森病患者中，WMH 的出现比例明显高于不伴认知功能障碍的帕金森病患者及健康人群。而 WMH 出现在脑内的部位不同，认知功能受损的领域也有不同。额叶 WMH 可能通过损害皮质基底节环路降低帕金森病患者的执行功能及言语流畅性；额颞区 WMH 可能影响额叶-皮质下环路及颞叶内侧边缘-间脑记忆系统，与帕金森病患者的视空间记忆力、注意力及学习能力下降有关。研究还发现，额叶 WMH 的帕金森病患者更易发生抑郁、淡漠等精神症状。对不伴痴呆的帕金森病患者进行跟踪随访研究发现，WMH 越重，随着疾病进展患者出现淡漠的风险越高。加强对 WMH 的认识、重视与筛查，对提高帕金森病患者的长期预后有重要意义。

### （三）脑微出血

脑微出血（cerebral microbleed，CMB）是脑内微小血管病变引起的以微小出血为主要特点的脑实质亚临床损害。影像学上将 $T_2$ 加权成像（$T_2WI$）或磁敏感加权成像（SWI）序列上大小均一的圆形或卵圆形的直径<10mm 的低信号病灶定义为 CMB，多发生于皮质-皮质下交界处、大脑半球深部及脑干和小脑等部位。在对帕金森病患者进行的神经病理检测中可发现 Aβ蛋白，这可能是帕金森病患者发生脑微出血的重要原因之一。CMB 与帕金森病运动症状的相关研究不多，CMB 与帕金森病患者的 Hoehn-Yahr 分级以及运动功能的相关性仍存在争议。既往一项横断面研究提示是否伴发 CMB 可能对帕金森病患者的运动症状无明显影响。目前研究表明，皮质 CMB 在姿势不稳/步态障碍（PIGD）亚型的帕金森病患者中更常见。但另一项研究却认为深部（丘脑和白质）CMB 与 PIGD 亚型的相关性最高。尽管目前的研究结果略有差异，但

还是可以认为 CMB 与帕金森病的运动亚型存在关联。大量研究提示，伴有 CMB 的帕金森病患者较无 CMB 的帕金森病患者更易发生认知障碍且程度更重，PDD 患者 CMB 的被检出率高至 26.1%~36.6%。同样，CMB 出现的部位不同，对认知功能的影响也不同。脑叶 CMB 患者的认知受损表现为信息处理速度和执行能力下降，而深部区 CMB 对认知功能的影响较小。研究发现，帕金森病患者 CMB 多分布于额叶、基底节区、丘脑等部位，这些部位 CMB 可能参与破坏额叶丘脑环路中的胆碱能纤维。CMB 还与帕金森病的自主神经功能，尤其是直立性低血压、卧位高血压有关。因此，可通过磁共振成像来预测疾病的发展过程，还可通过对患者的血压异常进行干预来预防 CMB 所致损害。

大量研究结果显示，脑萎缩与帕金森病认知障碍密切相关。在合并有认知功能障碍的帕金森病患者中，其皮质萎缩程度与认知下降程度呈正相关；同时，脑内不同部位的萎缩与不同认知领域（如记忆减退、语言流畅、视空间记忆、决策和情绪处理等）的功能下降相关。PDD 患者的脑萎缩程度明显高于无痴呆的帕金森病患者及健康人群。也有学者提出，颞区萎缩是帕金森病患者发生认知障碍的重要影像学标志。

### （四）血管周围间隙扩大

血管周围间隙（perivascular space，PVS）是脑部胶质淋巴系统的一部分，参与脑内化合物及废物的清除，是代谢过程中的必经通道。生理性扩大的血管周围间隙(enlarged perivascular space, EPVS)出现在任何年龄阶段均可视为合理存在，但数目过多则应判作异常。韩国高丽大学的研究者分析了 248 例接受 MRI 和多巴胺转运蛋白（DAT）扫描的药物无反应早期帕金森病患者，发现基底神经节（BG）的 EPVS 数目与帕金森病患者纹状体多巴胺摄取率呈负相关，且此类患者更易出现冻结步态，其远期运动功能受损更加严重。关于 EPVS 对帕金森病患者非运动症状的研究主要集中在认知方面。研究发现，BG-EPVS 增多可能是老年人群认知功能减退的预测因子，而且与其严重程度呈正相关。帕金森病和脑小血管病存在共患病的情况，脑小血管病亚型不同程度地影响着帕金森病患者的临床特征和疾病进展，尤其对姿势步态、平衡等中轴症状和认知功能的影响最为突出。除了黑质-纹状体多巴胺能神经元变性缺失外，可能还存在脑小血管病变所致黑质纹状体外和非多巴胺递质系统（胆碱能系统）的病理变化。帕金森病患者中脑小血管病出现继发的皮质、皮质下结构改变和皮质-纹状体环路的破坏可能与这些症状的发生密切相关。针对脑小血管病采取有效的干预措施，可能对于延缓帕金森病的发生、发展以及疗效波动等具有重要的临床意义。

## 第三节　氧化应激、神经炎症与帕金森病的血管机制

近年来，越来越多的证据显示，帕金森病中多巴胺能神经元进行性丢失的原因主要在于免疫/炎症机制的参与，主要包括小胶质细胞和星形胶质细胞激活、T淋巴细胞浸润和血脑屏障破坏。其中，小胶质细胞发挥了极其重要的作用。活化的小胶质细胞既可以释放炎症介质来介导炎症反应，又可以持续地释放炎性产物来激活和调节小胶质细胞、星形胶质细胞从而维持炎症反应。前面提到，在血管机制中，炎症对于动脉粥样硬化的发生起着重要作用。各种血管危险因素也通过炎症途径参与了帕金森病的病理生理过程，这些均涉及了多种炎症生物学标志物。神经炎症放大了氧化应激效应，破坏了正常的细胞信号通路，加速了神经元的凋亡和丢失，这些过程均与帕金森病有关。

氧化应激在帕金森病的发病机制中起着重要作用。在正常生理情况下，机体内氧化与抗氧化处于一个平衡状态；在病理情况下，会使机体抗氧化能力下降，无法及时清除体内的自由基[包括活性氧（ROS）和活性氮（RNS）]，自由基大量蓄积，促使帕金森病的发生。过度的ROS或RNS均可能对脑细胞造成氧化性损伤，造成帕金森病多巴胺能神经元的变性死亡。

多巴胺的代谢参与氧化应激。人黑质致密部多巴胺能神经元对能量的需求较其他的一般神经元更高，在氧化应激的作用下，该部位的能量需求超过能量生成，造成能量负平衡，而负平衡会进一步促进氧化应激，致使黑质致密部多巴胺能神经元死亡。帕金森病的实验模型和尸检数据表明，线粒体功能障碍和氧化应激在帕金森病的发病机制中起着核心作用。人类线粒体DNA（mtDNA）缺乏组织蛋白保护和修复系统且与呼吸链相邻，易受氧化物的攻击。线粒体受到损伤，ROS的生成和抗氧化能力将不再平衡，ROS会进一步损害线粒体，产生更多的自由基并且减弱线粒体的抗氧化能力，从而形成恶性循环。如前所述，帕金森病

的神经元丢失也与慢性神经炎症有关。小胶质细胞受损激活自我防御机制，会释放 NO 超氧化物等自由基，而这些自由基反过来又会导致微环境中的氧化应激；其过度激活会导致过度神经炎症反应，导致神经退行性变的恶性循环。中枢神经系统是铁、铜、锌等金属离子的主要存储部位，这些金属离子参与神经系统的各种生理活动。金属离子的神经毒性作用与中枢神经系统的线粒体功能障碍、氧化应激密切相关，严重时可导致多巴胺能神经元变性、死亡。

# 第四节 展 望

血管机制是帕金森病发生的重要病理生理机制之一。无论是大血管病变还是小血管病变，都与帕金森病密不可分。血管机制伴随着帕金森病患者的终身。根据帕金森病血管学说，可以进一步调整对帕金森病的治疗策略。多重内在的和外在的年龄相关因素侵蚀了老年人大脑结构和功能上的完整性，使针对年龄相关因素进行帕金森病的预防成为可能。如果我们把目标集中在改善微循环和抗衰老上，会不会成为阿尔茨海默病有效的治疗策略？

最近研究还发现帕金森病和动脉粥样硬化在药物治疗上存在诸多相似之处，比如丹参、非甾体抗炎药、他汀类药物在治疗帕金森病和动脉粥样硬化上都有一定的疗效。提示了帕金森病和动脉粥样硬化不仅在发病机制上存在着相似之处，在治疗同时患有帕金森病和 AS 的患者时还可以选择对两者均有效的药物从而优化治疗方案。

他汀类药物是一类具有降脂、稳定斑块、抗炎抗氧化等作用的药物，能让脑血管病患者获益。近年来许多研究表明，他汀类药物对帕金森病也有治疗效果，但具体机制尚未完全明确。研究显示，他汀类药物能通过抑制炎症反应和减少α-突触核蛋白的聚集来治疗帕金森病。他汀类药物还能改善线粒体酶活性，降低 IL-6 和 TNF-α 的表达。

近年来，也有研究显示，丹参对动脉粥样硬化和帕金森病均有一定的治疗效果。丹参酮 II A 可抑制血管平滑肌细胞增殖和内膜的增生，使前列环素分泌增加，内皮素和血栓素 A2 分泌减少，保护血管内皮细胞分泌功能的生物效能；还可调节血管的依赖性舒张功能，抑制动脉粥样硬化的发生发展进程。研究发现，丹参酮 II A 能保护帕金森病模型的多巴胺能神经元受损程度，认为 p38MAPK 和 JNK 信号转导是其可能的内在机制，也可能与其抑制小胶质细胞的激活表达有关。

阿司匹林这一抗血小板聚集药物是治疗缺血性脑血管疾病的最常用的药物，研究发现阿司匹林对帕金森病也有疗效。阿司匹林在动脉粥样硬化中可通过抗炎及抑制氧化应激发挥抗动脉粥样硬化的作用。服用阿司匹林的人群其帕金森病的患病率较不服用该药者更低。其他研究也发现，阿司匹林可通过抑制羟基的活性保护 MPTP 诱导的黑质纹状体多巴胺能神经元的衰竭与缺失。

总之，改善微循环、预防血管硬化可以延缓帕金森病病程。尽管如此，目前还没有强有力的循证医学支持这一结论。虽然越来越多的分子生物学的基础研究结果表明防治脑血管疾病能使帕金森病患者受益，然而，在临床上仍缺乏对帕金森病和脑血管病两者均有效的特效药物证据。期望在不久的将来，会有大规模的临床研究来阐明这一问题。

（戚韵雯　蔡志友）

## 参 考 文 献

Becker C, Jick SS, Meier CR. 2011. NSAID use and risk of Parkinson disease: a population-based case-control study[J]. Eur J Neurol, 18(11): 1336-1342.

Bougea A, Koros C, Papagiannakis N, et al. Serum uric acid in LRRK2 related Parkinson's disease: longitudinal data from the PPMI study [J]. Parkinsons Dis, 11 (2):633-640.

Dadar M, Fereshtehnejad SM, Zeighami Y, et al. 2020. White matter hyperintensities mediate impact of dysautonomia on cognition in Parkinson's disease[J]. Mov Disord Clin Pract, 7(6), 639-647.

Dos Santos AB, Kohlmeier KA, Rocha ME, et al. 2018. Hair in Parkinson's disease patients exhibits differences in calcium, iron and zinc concentrations measured by flame atomic absorption spectrometry - FAAS[J]. J Trace Elem Med Biol, 47:134-139.

Fang E, Fartaria MJ, Ann CN, et al. 2021. Clinical correlates of white matter lesions in Parkinson's disease using automated multi-modal segmentation measures[J]. J Neurol Sci, 427(4):117518.

Kip E, Parr-Brownlie LC. 2022. Reducing neuroinflammation via therapeutic compounds and lifestyle to prevent or delay progression of Parkinson's disease[J]. Ageing Res Rev, 78:101618.

Kotlyarov S, Kotlyarova A. 2022. Molecular pharmacology of inflammation resolution in atherosclerosis[J]. Int J Mol Sci, 23 (9): 4808.

Kummer BR, Diaz I, Wu X, et al. 2019. Associations between cerebrovascular risk factors and parkinson disease[J]. Ann Neurol, 86(4): 572-581.

Li JW, Long X, Hu JC, et al. 2019. Multiple pathways for natural product treatment of Parkinson's disease: A mini review [J]. Phytomedicine, 60I:152954.

Pistillo F, Fasoli F, Moretti M, et al. 2016. Chronic nicotine and withdrawal affect glutamatergic but not nicotinic receptor expression in the mesocorticolimbic pathway in a region-specific manner [J]. Pharmacol Res , 103: 167-176.

Romagnolo A, Zibetti M, Merola A, et al. 2019. Cardiovascular autonomic neuropathy and falls in Parkinson disease: a prospective cohort study[J]. Neurol, 266(1): 85-91.

Song IU, Kim YD, Cho HJ, et al. 2013. The effects of silent cerebral ischemic lesions on the prognosis of idiopathic Parkinson's disease[J]. Parkinsonism Relat Disord, 19(8): 761-763.

Song IU, Lee JE, Kwon DY, et al. 2017. Parkinson's disease might increase the risk of cerebral ischemic lesions[J]. Int J Med Sci, 14 (4):319-322.

Tomic S, Pekic V, Popijac Z, et al. 2018. Hyperhomocysteinemia influenced malnutrition in Parkinson's disease patients [J]. Neurol Sci, 39(10): 1691-1695.

Tonges L, Metzdorf J, Zella S. 2018. Parkinson's disease and neuroinflammation - Cellular pathology, mechanisms and therapeutic options [J]. Fortschr Neurol Psychiatr , 86(1): S10-S20.

Tseng YT, Lin WJ, Chang WH, et al. The novel protective effects of loganin against 1-methyl-4-phenylpyridinium-induced neurotoxicity: Enhancement of neurotrophic signaling, activation of IGF-1R/GLP-1R, and inhibition of RhoA/ROCK pathway [J]. Phytother Res, 33:690-701.

Wright R. 2022. Mitochondrial dysfunction and Parkinson's disease[J]. Nat Neurosci, 25:2.

Wu JY, Zhang Y, Wu WB, et al. 2018. Impaired long contact white matter fibers integrity is related to depression in Parkinson's disease[J]. CNS Neurosci Ther, 24:108-114.

Yamashiro K, Tanaka R, Hoshino Y, et al. 2015. The prevalence and risk factors of cerebral microbleeds in patients with Parkinson's disease[J]. Parkinsonism Relat Disord, 21(9): 1076-1081.

Zhang G, Zhang Y, Zhang C, et al. 2016. Striatal silent lacunar infarction is associated with changes to the substantia nigra in patients with early-stage Parkinson's disease: A diffusion kurtosis imaging study[J]. J Clin Neurosci, 33:138-141.

# 第三章　血管性帕金森综合征

血管性帕金森综合征（vascular pakinsonism，VP）是脑血管病基础上的一类继发性帕金森综合征，其症状及认知障碍特点与原发性帕金森病有所区别。VP 的发病机制尚未明确，可能与皮质下脑缺血及神经代谢递质变化有关。目前认为与其发病相关的因素可能包括脑血管病危险因素、脑白质病变、基底节缺血等。辅助检查技术的进步有助于 VP 的诊断，如头颅 MRI 测量尾状核、基底节及皮层下区域的脑白质高信号体积，磁敏感加权成像（SWI）的黑质成像均可对两者进行鉴别。VP 的临床表现以下半身运动障碍为主，常伴有锥体束征、假性延髓麻痹、痴呆、失禁等。

## 第一节　血管性帕金森综合征的病因及流行病学

VP 是一组由于脑血管病变所导致的综合征，与帕金森病有类似的临床表现。1920 年末，Critchley 率先提出了"动脉硬化性帕金森综合征"这一概念并描述了其临床特征，他认为脑血管的病理变化可能会导致帕金森综合征，限于当时的条件，未行进一步病理学及影像学检查。1987 年一项关于皮质下动脉硬化性脑病的研究结果指出，大脑中动脉的增厚和管腔变窄会诱发脑白质病变，是引起老年人步态异常即下肢性帕金森综合征的重要原因。随着新的成像技术的应用和病理学的进一步研究，原动脉硬化性帕金森综合征的概念最终被发展，确认为 VP。VP 自提出起一直饱受争议，但随着临床病理学研究和影像学技术的飞跃发展，相关研究的日益完善，这一名称在国际上得到越来越多的专家的认可。

由于缺乏准确的临床定义和统一规范化的诊断标准，各地区研究 VP 的发病率有所差异，但依据不同的研究人群，VP 发病率占帕金森综合征发病率的 2%~12%。Kalra 等的荟萃分析发现，VP 患者的平均发病年龄较帕金森病患者高 4~10 岁，且在 VP 患者中，男性多于女性。血管性帕金森综合征也可合并脑白质损害（WML）等脑血管损害。事实上经病理学确诊的血管性帕金森综合征只有 1.4%～3.0%合并脑血管损害，而且脑血管损害与血管性帕金森综合征的步态障碍并无关联。流行病学研究已证实高血压、高血糖对 VP 发生的重要作用，其他脑血管病的危险因素如吸烟、高血脂、家族史、高同型半胱氨酸、睡眠呼吸暂停综合征等与 VP 发病的关系有待进一步研究确定。国外研究者发现高同型半胱氨酸血症和亚甲基四氢叶酸还原酶（5,10-methylenetetrahydrofolate reductase，MTHFR）基因变异与脑小血管病有关，表明这些危险因素可能是 VP 的基础，特别是对没有高血压和发病时相对年轻的 VP 患者。国内学者进行了一项横断面研究，发现血清三叶因子 3（trefoil factor-3，TFF3）、胆碱酯酶（cholinesterase，CHE）活性和 Hcy 水平可能是帕金森病痴呆和血管性帕金森痴呆的病理生理机制的基础，由此推测高 Hcy 是 VP 的影响因素之一。在极少数情况下，其他血管病变（如感染、脑血管炎或法布里病）也可能是帕金森综合征的原因。

## 第二节　血管性帕金森综合征的病理生理机制

目前 VP 病理学诊断尚缺乏统一的标准，与帕金森病的区别在于，VP 既没有严重的中脑黑质多巴胺能神经元脱失，也没有路易体形成。目前认为 VP 的病理学特征是血管因素所致的脑损害表现，主要为缺血，出血较为罕见；病变部位累及皮质下脑白质、基底节区、丘脑和中脑等。血管病理改变主要表现为脂质玻璃样变性等小动脉硬化；脑组织病理改变主要为腔隙及脑白质损害，伴严重的少突胶质细胞脱失。其他引起 VP 的少见病因，如伴皮质下梗死和白质脑病的常染色体显性遗传性脑动脉病（cerebral autosomal dominant arteriopathy with subcortical infarcts and leukoencephalopathy，CADASIL）、皮质下动脉硬化性脑病（Binswanger 病）、炎性血管病和法布里病等特殊类型脑小血管病则各有不同的病理特征。

VP 的具体发病机制至今尚未完全阐明。VP 患者通常有血管危险因素，如高血压、血脂异常、糖尿病、睡眠呼吸暂停综合征和吸烟等。

VP 患者与血管危险因素的联系提示了血管病因，特别是在基底神经节和丘脑，通常与腔隙性梗死灶共存，这为血管发病机制提供了额外的证据支持。血管损伤导致脑白质完整性受损，包括丘脑皮质纤维、皮质基底节连接、皮质-纹状体-苍白球-丘脑-皮质运动环路等，从而导致步态障碍和下肢帕金森综合征等其他临床表现。研究发现，VP 患者脑白质虽外观正常，但其微结构已发生改变，而这种改变并未见于帕金森病患者和健康对照者中，说明脑白质微结构改变是其发生的病理生理学基础。有研究发现，帕金森病和健康人群相比，VP 患者的头颅 MRI 上更易出现脑白质高信号，提示微小的脑白质损害可能是 VP 的病理机制之一。有研究通过 $^{18}F$-N-（3-氟丙基）-2β-碳乙氧基-3β-（4-碘苯基）去甲基托烷（$^{18}F$-FP-CIT）PET 对 VP 患者进行定量分析，发现伴有脑白质高信号的 VP 患者可表现出皮层下弥漫性多巴胺转运蛋白利用度降低，其病理机制可能是脑缺血后脑室周围白质的胶质细胞被激活并释放炎症介质，导致少突胶质细胞丢失、轴索损伤和髓鞘破坏，另外，血脑屏障的破坏使免疫球蛋白、补体和细胞因子进入血管周围神经实质，进而导致神经细胞死亡。一项旨在研究导致步态异常的脑白质损伤位置的研究发现，在 430 名老年患者的队列研究中，脑白质损伤与轻度帕金森病症状之间存在关联。

脑小血管损伤导致基底节神经元网络缺氧、代谢损伤以及神经微环境的完整性破坏。神经微环境的完整性依赖于神经胶质血管单位（neurogliovascular unit，NGVU）和类淋巴系统。NGVU 由以星形胶质细胞为主的神经元结构，包括胶质细胞（星形胶质细胞、少突胶质细胞、小胶质细胞）和血管系统（毛细血管、动脉、小动脉）组成。由于大脑的高代谢率，神经毒性可溶性代谢产物不断从 NGVU 被释放到间质液空间。类淋巴系统管理脑脊液、间质液、代谢产物的流动，并通过静脉循环清除代谢产物，被认为是代谢产物排泄的主要途径。另外，也有研究者认为尾状核与周围前扣带皮层的功能连接增加，与后扣带皮层的功能连接减少也可能导致 VP 患者的认知障碍。影像学技术的进步对 VP 病因机制的探索起到了推动作用。缺血性或出血性卒中可导致黑质或黑质纹状体通路中的突触前多巴胺转运体缺乏，这部分 VP 患者可以通过 SPECT 定量和定性分析进行定位和定性诊断。

VP 患者经常出现认知功能障碍，有研究显示 VP 患者认知功能下降可能与静息状态下扣带回皮层和尾状核功能连接的改变有关，也可能与缺血相关的神经重塑相关。研究发现 VP 患者多种受体和信号系统都存在缺陷，包括皮质谷氨酸能和胆碱能突触，这可能是血管病变引起的皮质下神经传导束连接中断的结果，相关发现提示这些神经递质系统可能参与 VP 患者认知功能下降的过程。

## 第三节　血管性帕金森综合征的临床表现

VP 多发于中老年患者，VP 发病年龄与帕金森病相近或稍高于帕金森病，其中男性多于女性，临床表现多样，多进展缓慢，主要为下半身帕金森综合征症状，表现为左右对称的步态异常，且对左旋多巴反应性差，常伴有锥体束征、假性球麻痹、大小便失禁等，但静止性震颤罕见。

### （一）运动症状

VP 的经典临床表现为双下肢帕金森综合征，上肢仅有轻微症状，以步态障碍为主要特征，表现为步伐变小、缓慢、不稳、起步困难和"冻结"现象。其他的运动症状还包括肌强直、跌倒、锥体束征、假性球麻痹、膝腱反射活跃等。掌颌反射等额叶释放症状在 VP 中也可见。其中，以步态障碍为起病症状的患者高达 90%，VP 患者行走时双脚之间的距离可能比帕金森病患者更宽。少数患者双上肢可受累，表现为腱反射活跃和姿势性震颤。

### （二）非运动症状

在非运动症状方面，VP 患者可表现为痴呆、睡眠障碍、尿失禁、情感障碍、认知损害、直立性低血压、体重减轻及食欲缺乏、便秘等胃肠道症状，其中又以痴呆、情感障碍、尿失禁最为常见。有研究报道 VP 患者均出现认知功能障碍，80%符合可能的血管性痴呆表现。VP 患者的痴呆通常为皮质下额叶受损症状，表现为执行障碍综合征，包括注意力、计划、判断、抽象思维、语言流畅性等受损。帕金森病非运动症状（PRIAMO）研究发现 VP 患者精神障碍患病率高达 77%，70%的 VP 患者存在睡眠障碍，42%的 VP 患者表现出冷漠，39%的 VP 患者存在嗅觉功能障碍。还有研究发现 26%的 VP 患者出现直立性低血压。另外，VP 患者还可有异常眉间反应（abnormal glabellar tap response），表现为持续眨眼、反复轻拍前额和其他释放反应，90%以上的 VP 患者可出现掌额反射（palmomental reflex，PMR）等。

　　VP 患者起病形式和病情进展差异较大，部分 VP 患者由于中脑黑质或基底节区的脑梗死或脑出血，急性起病，表现为偏侧帕金森综合征，有些可以自行好转，有些对左旋多巴治疗反应良好。部分 VP 由于皮质下脑白质病变，隐匿性起病，表现为双下肢步态障碍，病情逐渐进展，伴随小便失禁和认知障碍逐渐加重，多巴胺能药物疗效欠佳。《中国血管性帕金森综合征诊断与治疗专家共识》（2017 版）中推荐意见：应详细了解帕金森综合征的起病形式、发展过程、临床表现、诊疗情况及其与脑血管病损害之间的关系，了解是否有血管危险因素及其干预情况，了解是否有脑血管病及其防治情况。应对患者进行一般体检和神经系统检查，尤其是运动功能、认知功能、神经心理和自主神经功能评估及检查；同时，应寻找脑血管病的证据，并排除其他可导致帕金森综合征的疾病。

## 第四节　血管性帕金森综合征的诊断与治疗

### 一、诊断

#### （一）诊断标准

　　VP 是一种异质性的帕金森综合征，其临床症状是可变的，但它们的组合可以是诊断性的。然而，单独的临床症状或体征既不具有特异性，也不具有统一的表现，因此 VP 的诊断并不容易，在既往的报道中，Zijlmans 诊断标准是被引用最多的诊断标准，《中国血管性帕金森综合征诊断与治疗专家共识》（2017 版）亦推荐使用此标准。诊断标准如下：

　　（1）有帕金森综合征的表现，即必须具有运动迟缓，并具有下列症状之一：静止性震颤、肌强直和姿势不稳，姿势不稳排除由原发性视觉、前庭、小脑及本体感觉异常引起。

　　（2）具有脑血管病的表现，可以为脑影像学的表现，也可以是由卒中引起的局灶性症状和体征。

（3）上述（1）和（2）之间建立关联：卒中后急性发病或在1年内逐渐出现帕金森综合征的表现，卒中受累部位主要引起基底节区运动输出功能增强（苍白球外侧部或黑质致密部）或丘脑皮质通路功能减低（丘脑的腹后外侧核，额叶大面积梗死），导致对侧肢体以少动-强直为主要表现的帕金森综合征；隐匿性起病、由皮质下脑白质损害引起的早期双下肢步态障碍或认知功能障碍。

（4）排除标准：反复颅脑外伤；确诊脑炎；起病时有抗精神病药物治疗史；MRI或CT证实脑肿瘤或交通性脑积水；其他原因引起的帕金森综合征等。

## （二）临床诊断与分型

由于VP的临床诊断缺乏一致性，且既往研究发现VP可与其他神经系统变性疾病叠加或混合。为更好地明确VP的临床诊断与分型，2015年10月召开的第九届血管性痴呆国际大会上，国际专家组举行了首次会议，此后讨论并明确了VP的定义及亚型的诊断方法。VP被定义为具有锥体束征、共济失调和非运动症状（如痴呆、尿失禁等）等临床表现，且具有脑血管疾病（cerebrovascular disease，CVD）的解剖或影像证据的帕金森综合征。VP被分为三个亚型：

**1.急性/亚急性CVD后VP亚型**　必需的诊断标准为急性或亚急性发作的帕金森病，具有不对称黑质纹状体通路部位卒中的影像学证据；支持标准为突触前纹状体多巴胺转运蛋白缺乏的部位与卒中部位一致，左旋多巴反应阳性；不支持标准为纹状体多巴胺转运蛋白异常成像结果不能用黑质纹状体通路的血管病变来解释，心脏间碘苯胍闪烁显像法显示心脏去交感神经支配。

**2.隐匿性起病的VP亚型**　必需的诊断标准表现为进行性加重的帕金森病，具有姿态不稳定和步态异常特征，包括混合性共济失调步态，具备黑质纹状体通路以外的脑小血管病的影像学证据；支持标准为冻结步态，认知能力下降，紧迫性尿失禁，假性延髓麻痹症状，没有显著的左旋多巴反应；不支持标准为纹状体多巴胺转运蛋白异常成像结果不能用黑质纹状体通路的血管病变来解释，心脏间碘苯胍闪烁显像法显示心脏去交感神经支配。

**3. VP 与帕金森病或其他神经退行性帕金森病的混合或重叠综合征**　必需的诊断标准为患者符合可能神经退行性病变的临床诊断标准，如路易体痴呆（Lewy body dementia，LBD）、多系统萎缩（multiple system atrophy，MSA）、皮质基底节综合征（corticobasal syndrome，CBS）、进行性核上性麻痹（progressive supranuclear palsy，PSP）、tau 蛋白阴性的额颞叶痴呆（frontotemporal dementia，FTD）等，VP 具备与 CVD 定位一致的影像学证据，特别是姿势不稳、步态困难、上运动神经元综合征体征或尿失禁；支持标准为纹状体多巴胺转运蛋白成像的异常表现不能用血管病变来解释，具有心脏交感神经末梢异常的影像学表现；不支持标准为正常纹状体多巴胺转运蛋白成像。

VP 的临床诊断并不容易，且需要与 α- 突触核蛋白、tau 蛋白或其他蛋白有关的神经退行性帕金森综合征、特发性或继发性正颅压性脑积水（NPH）、非血管性脊髓病或额叶病变（肿瘤、脱髓鞘）等相鉴别。

## （三）辅助诊断

VP 与原发性帕金森病的临床症状存在较多的相似之处，单纯地依靠临床症状很难将两者进行鉴别，而两者的鉴别对于患者治疗方案的制订是至关重要的，因此需要一些征象来辅助进行诊断。本节总结了以下辅助检查方法，用于 VP 和帕金森病的鉴别诊断。

**1.影像学检查**

（1）磁共振成像：帕金森病和 VP 系不同的发病机制所致，帕金森病是由黑质纹状体病变所造成的运动功能障碍，主要是一种老化性病变，而 VP 的发病机制则是由脑梗死、皮质下白质脑病等脑血管病变所引起，并且该类患者合并高血压、脑卒中等疾病，早期以脑血管征为主，可随着疾病的发展逐渐演变为帕金森综合征。两者发病机制不同，所以在理论上两者的影像学不同，但在实际的临床案例中，对于帕金森病和 VP 的鉴别却是比较困难的。首先需要明确的是，当临床患者来诊，根据临床症状及体征便可以将其诊断为帕金森病，所以辅助检查的价值在分型上有着极为重要的意义。目前，临床上应用最广泛的就是磁共振成像，可以通过以下几个方面提示诊断。

1）病变部位：由于发病部位不同，可以依据影像上病变的不同部位进行诊断。VP 的病变主要累及皮质下白质、基底节区、丘脑和中脑，主要为缺血病因所致，出血罕见。血管病理改变多为脂质玻璃样变等小动脉硬化；脑组织改变为腔隙及脑白质损害，与帕金森病相比较没有严重的中脑黑质多巴胺能神经元脱失，也没有路易体形成。

2）病变信号：VP的磁共振成像主要改变为广泛的脑室周围白质损害，表现为 $T_1$ 等或偏低信号、液体衰减反转恢复（FLAIR）序列和 $T_2$ 高信号的病灶，伴有基底节区和丘脑为主的腔隙及第三脑室、侧脑室扩大。

3）黑质致密带宽度（WPCSN）值：有研究提出头颅MRI黑质致密带宽度值可作为提高帕金森病与血管性帕金森综合征诊断鉴别准确率的指标。章飞等的研究，比较了VP和PA的MRI黑质致密带宽度值，并且得出结论：帕金森病患者的黑质致密度宽度存在变窄趋势。有研究对VP患者头颅MRI的病变范围进行计算，发现VP患者的尾状核、白质高信号病变的体积显著高于帕金森病患者及正常人群，其中尾状核体积比白质高信号体积具有更高的特异性，但与患者的运动或整体认知能力无关。

4）各向异性指数（FA）值和表观扩散系数（ADC）值：弥散张量成像（DTI）对于鉴别帕金森病与VP也具有很大的价值，通过测量红核、黑质致密带、黑质网状带、扣带回等部分的FA值和ADC值，便可以提示诊断。研究发现，VP患者双侧红核、双侧黑质致密带、左侧苍白球、左侧壳核MRI弥散张量成像中的FA值均较帕金森病患者明显降低，VP患者的ADC值显著高于帕金森病患者，所以以利用弥散张量成像定量测量红核及黑质致密带FA及ADC值在VP和帕金森病的鉴别诊断中具有一定的价值。

（2）正电子发射断层扫描（PET）和单光子发射计算机断层扫描（SPECT）：主要是用于观察突触前纹状体多巴胺转运蛋白的情况。多巴胺转运蛋白显像广泛用于帕金森病和其他神经退行性帕金森病如原发性震颤、血管性帕金森综合征和药源性帕金森综合征的鉴别诊断。所使用的示踪剂有 $^{123}I-\beta-CIT$ 和 $^{99m}Tc-TRODAT-1$ 等。既往研究提示帕金森病的多巴胺转运蛋白耗损，PET和SPECT提示多巴胺转运蛋白减少时即可提示帕金森病的诊断，而VP的多巴胺转运蛋白无明显减少。

间碘苯胍作为示踪剂可显示心脏交感神经的功能，帕金森病患者总的间碘苯胍摄取量减少，而VP患者则表现为正常或轻度减少。

（3）经颅多普勒或颈动脉超声：在临床上，可以发现 VP 具有更多的动脉狭窄和斑块形成，而经颅多普勒（transcranial Doppler，TCD）或颈动脉超声[彩色多普勒血流成像（CDFI）]可显示颅内或颈部血管狭窄的程度，通过比较血流动力学、血管的形态、解剖变异、管壁厚度、颈动脉斑块、血管狭窄的程度等来鉴别 VP 和 PA。

**2.生化指标**　血管性帕金森综合征继发于血管病变，因此相关的血清学指标也能作为辅助诊断的指标。在之前的研究中可以发现，帕金森病的α-突触核蛋白水平高于 VP；甘油三酯（TG）、低密度脂蛋白胆固醇（LDL-C）、同型半胱氨酸水平 VP 组高于帕金森病组；与此同时，VP 患者的血清胱抑素 C（Cys-C）、TG、LDL-C、Hcy 水平显著高于正常人；血浆叶酸（FA）、维生素 $B_{12}$ 的水平低于正常人。

## 二、治疗

血管性帕金森综合征运动症状的治疗主要依据帕金森病的治疗。帕金森综合征常用治疗药物分为抗胆碱能药、金刚烷胺、复方左旋多巴、多巴胺受体（dopamine receptor，DR）激动剂、B 型单胺氧化酶抑制剂、儿茶酚-$O$-甲基转移酶（catechol-$O$-methyl transferase，COMT）抑制剂和选择性腺苷 A2A 受体（AA2AR）拮抗剂等。其中，多巴胺能药物推荐强度最高，因为 VP 患者可能因血管病变而损害了黑质纹状体通路。既往的研究表明 VP 患者对左旋多巴反应差，运动症状改善可能不如帕金森病患者。临床上可根据帕金森综合征表现，采用个体化治疗方案。

**1.非运动症状的治疗**　VP 患者非运动症状中认知障碍尤为常见，其治疗主要参考血管性痴呆。目前尚缺少治疗 VP 伴认知障碍的临床研究，VP 认知障碍的治疗主要依据血管性痴呆的治疗。而针对血管性痴呆的治疗中，主要依据其发病因素及症状进行治疗。首先，针对高血压、糖尿病、高脂血症等危险因素的治疗，包括抗血小板、调脂、降压、降糖等对因治疗；其次，针对认知障碍的治疗包括胆碱酯酶抑制剂（多奈哌齐）和非竞争性的 NMDA 受体拮抗剂（美金刚）等，此外，银杏叶制剂、尼麦角林、维生素 E 等也有一定的改善作用；最后，值得关注的是，很多 VP 患者还会出现焦虑、抑郁及其他精神症状等，临床上可根据患者的不同症状选用不同的药物。

**2.脑血管疾病的预防与治疗**　目前，对于 VP 的治疗主要依据其发病机制选择治疗方案。继发性运动障碍类疾病中，脑血管疾病引起的运动障碍占22%，而突发脑血管性事件引起的帕金森综合征占继发性帕金森综合征患者的5%～10%。由脑血管疾病引发的急性VP的治疗主要根据缺血性卒中与出血性卒中的诊断与治疗指南进行处理，同时采取对应的一、二级预防措施。VP涉及的主要危险因素包括高血压、心脏病、直立性低血压、糖尿病、血脂异常、肥胖、高脂肪/高糖/高盐饮食、缺乏体育锻炼、吸烟、睡眠呼吸暂停、过度饮酒、老龄、遗传因素等。因此，目前针对VP患者脑血管疾病的治疗主要是防治相关的危险因素，包括抗血小板治疗、降脂、降糖、保持良好的生活方式。目前暂时没有研究明确指出阿司匹林用于防治VP，但从防治脑血管疾病来说，阿司匹林的地位是不容置疑的。研究显示，他汀类药物中，辛伐他汀可延缓严重脑白质病变的进展，但其他他汀类药物对VP的疗效尚需更多的研究。此外，研究表明丁苯酞、依达拉奉、丹红注射液等改善脑部循环的药物联合抗帕金森药物治疗VP疗效显著。虽然无法确定积极干预各种血管性事件的危险因素是否能够延缓VP的进展，但是从VP的危险因素及发病机制来说，积极干预相关的危险因素对于患者来说是有利的。

**3.重复经颅磁刺激治疗**　重复经颅磁刺激（rTMS）是一种间接和非侵入性的方法，通过线圈产生穿过头皮的磁场来诱导运动皮层的兴奋性变化。研究发现，它可以用于治疗帕金森病患者的运动症状和非运动症状。在最新的《中国帕金森病重复经颅磁刺激治疗指南》（2021版）中提出，rTMS在治疗帕金森病运动症状、非运动症状（抑郁、焦虑、认知功能障碍、睡眠障碍、淡漠、自主神经功能障碍等）方面都有不同程度的治疗效果。此外，指南提出，rTMS还能改善患者的异动症、吞咽功能障碍以及冲动控制障碍等症状。尽管rTMS作为一种非药物的治疗方法，其治疗效果仍然有待更多的研究支撑，但是它对于帕金森的治疗价值是值得肯定的。

**4.康复治疗**　血管性帕金森综合征的治疗对于患者最大的挑战就是运动功能的恢复，除了药物等治疗之外，及时早期的康复治疗对患者来说是能有很大获益的。既往的报道提出康复医学中有多种形式，如步态纠正训练、重心转移训练、关节活动度及抗阻训练、跑台步行训练、主动助力训练、运动想象疗法及结合计算机进行虚拟现实技术训练等。虽然康复治疗不像药物治疗可以立竿见影，但是它的作用却是值得肯定的：一方面，康复运动可以改善患者的运动症状；另一方面，康复训练可以充实患者的生活，也能起到改善患者焦虑、抑郁等非运动症状的作用。

（刘　姝　杨　旭　樊海霞　蔡志友）

# 参 考 文 献

李冰. 2021. α-突触核蛋白、血尿酸在帕金森病及血管性帕金森综合征诊断中的临床意义[D]. 沈阳医学院.

李珊, 马莎, 王波, 等. 2021. 弥散张量成像在血管性帕金森综合征及帕金森病鉴别诊断中的应用[J]. 中国老年学杂志, 41(22):4993-4996.

李涛, 侯媛媛, 王豆, 等. 2018. 血管性帕金森综合征的病因、病理、诊断及治疗研究进展[J]. 医学综述, 24(23):4710-4715.

罗倩, 彭思佳, 王笑瑗, 等. 2021. 血管性帕金森综合征的临床特征及神经影像学研究进展[J]. 中国卒中杂志, 16(9):967-970.

马惠姿, 张晓颖, 张宁. 2018. 血管源性帕金森综合征抑郁、焦虑与其他症状的关系研究[J]. 中国卒中杂志, 13(7):676-680.

沈慧楠, 郭畅, 孙艺萌, 等. 2021. 胱抑素 C 对血管性帕金森综合征的诊断效能[J]. 临床荟萃, 36(11):986-990.

王丽娟, 聂坤, 张玉虎. 2021. 血管性帕金森综合征的诊治[J]. 中华神经科杂志, 54(8):833-837.

王丽娟, 张玉虎. 2017. 中国血管性帕金森综合征诊断与治疗专家共识[J]. 全科医学临床与教育, 15(4):364-367.

叶益超, 玉石, 佘亚军, 等. 2022. 血管性帕金森综合征的研究进展[J]. 中国卒中杂志, 17(4):346-350.

中国医师协会神经内科医师分会, 中华医学会神经病学分会帕金森病及运动障碍学组, 王丽娟, 等. 2021. 中国帕金森病重复经颅磁刺激治疗指南[J]. 中国神经精神疾病杂志, 47(10):577-585.

中华医学会神经病学分会帕金森病及运动障碍学组, 中国医师协会神经内科医师分会帕金森病及运动障碍专业委员会. 2017. 中国血管性帕金森综合征诊断与治疗专家共识[J]. 中华神经科杂志, 50(5): 326-331.

# 第四章  脑血流动力学与帕金森病

人类的大脑约占体重的 2%，但是在静息状态下，脑组织的血流灌注占心输出量的 15%~20%，氧耗量占全身基础氧耗量的 20%。脑血流的灌注不仅为脑组织提供代谢底物（葡萄糖、氧等），还兼具散热、清除二氧化碳等功能。脑组织自身无能量储备，故而需要稳定且持续的脑血流供应以维持正常的结构和功能。因此，大脑十分依赖于充足的脑血流灌注。脑血流动力学由许多相互协作的因素调节以维持正常功能。研究发现脑血流自动调节功能障碍与多种神经系统疾病的发生、发展及临床预后相关，包括脑血管病、阿尔茨海默病、帕金森病、头痛、自主神经功能障碍等。而来自动物实验的证据显示，神经系统疾病本身也会损害脑血流自动调节功能。在过度表达淀粉样前体蛋白和淀粉样β肽（Aβ）的转基因小鼠中发现 Aβ 明显破坏了脑血流自动调节功能，且破坏程度与大脑 Aβ 浓度呈线性关系。人体脑组织活检结果则显示，患者的大小动脉都有广泛受损。然而，帕金森病与脑血流调节功能的作用机制仍不清楚，值得研究人员进行深入的研究。

认知功能障碍和直立性低血压是帕金森病患者常见的非运动症状，也是影响患者生活质量的重要影响因素。脑血流自动调节功能可能与帕金森病患者的自主神经症状存在一定的联系，也可能是脑白质病变的机制。除此之外，脑血流自动调节功能障碍可能是参与帕金森病患者直立性低血压、认知功能减退的重要介质。然而，对帕金森病患者的脑血流自动调节功能是否受损存在着截然不同的观点。临床研究发现帕金森病患者的脑血流自动调节功能在体位变换中未受到损害，而其支配心脏的自主迷走和交感神经均受损。考虑到上述研究的患者群体数量较少，对疾病的诊断及患者的病程也具有异质性，帕金森病与脑血流自动调节功能的关系仍难以定论，值得研究人员进行深入的研究。因此，本章将分别展开讨论脑血流动力学调节及其机制，脑血流动力学与帕金森病之间潜在的关系。

# 第一节 动态脑血流自动调节

脑血流自动调节（cerebral autoregulation，CA）功能是指当血压在一定范围内波动时，机体通过调节脑小血管口径来保持恒定灌注[40~60 ml/(100 g·min)]的固有能力，也是机体防止脑组织出现低灌注或过度灌注的主要方式。脑血流（cerebral blood flow，CBF）依赖于脑灌注压（cerebral perfusion pressure，CPP）和脑血管阻力（cerebral vessel resistance，CVR）。研究发现 CPP 位于 50~150mmHg 能维持足够的CBF，若 CPP 低于 50mmHg 或高于 150mmHg 灌注压阈值都会出现继发性脑损伤。CPP 来自平均动脉压（mean artery pressure，MAP）和持续颅内压（intracranial pressure，ICP）之间的压力梯度。大脑的血管阻力反映了血管的平滑肌张力，这部分受到 MAP 的影响。如果 CPP 增加或减少，肌源性反射将分别导致血管收缩或血管舒张。如果颅内压稳定，CPP 可用 MAP 替代。在健康成年人中，MAP 一般在 60~160 mmHg 波动，而在此范围内，CPP 的动态波动与 MPP 的变化有关。以这种方式，可以测量一系列血压的 CBF 变化，以确定自动调节。

$$CBF=CPP/CVR=（MAP–ICP）/CVR$$

目前已提出四种经典的调节脑血流的机制：肌源性、代谢性、神经源性、内皮源性。这些机制各自发挥作用又相互联系，作用过程较为复杂。比如，脑血流的代谢调节包括化学和神经介导的两种因素，如一氧化氮、一氧化碳、$K^+$、$H^+$和腺苷是重要的化学调节物质。脑血流的自身调节和血脑屏障也是脑血流的重要调节机制之一。生理状态下，通过调节脑血管直径可以改变脑灌注阻力，脑血管具有一定程度的综合调节适应能力。

## （一）脑血流动力学机制

脑血流自动调节是由四种复杂且相互作用的因素协调完成的，包括肌源性、代谢性、神经源性、内分泌源性因素。本节将回顾以上四种经典机制。

**1.肌源性学说** 肌源性学说是指机体通过调控脑小动脉和微动脉血管平滑肌细胞的代偿性扩张或收缩来维持动态稳定的脑血流量。当小动脉和微动脉血管平滑肌细胞因压力增加而收缩时产生肌张力。相反，肌源性张力随着压力降低而放松。跨壁压力变化反过来激活血管壁中机械敏感的离子通道和蛋白质，触发各种下游级联。例如，膜去极化打开电压门控钙通道，导致钙阳离子流入平滑肌细胞。钙离子可以激活肌球蛋白轻链激酶（myosin light chain kinase，MLCK），后者通过磷酸化的方式来激活肌球蛋白。磷酸化 MLCK 可通过增加肌动蛋白-肌球蛋白相互作用导致肌肉细胞收缩和血管收缩。

**2.代谢学说** 代谢学说认为脑小血管周围环境的变化参与了调控过程。由于脑血流瞬时变化导致多种代谢产物产生，这些代谢产物中，尤其是二氧化碳、腺苷和氧气，会影响脑血管张力。例如：二氧化碳明显改变了血管舒缩反应；动脉血二氧化碳分压（$PaCO_2$）每增加 1mmHg，脑血流量大约增加 4%。当血压低于自动调节下限导致组织灌注不足，引起无氧呼吸时，$PaCO_2$ 升高导致血管扩张。相反的生理现象则发生在高灌注的环境中出现 $PaCO_2$ 降低和血管收缩减少。有一种假说认为，这种血管舒缩反应受脑血管平滑肌中质子浓度的调节。质子浓度由碳酸酐酶活性调节，碳酸酐酶的催化活性取决于 pH 的严格调节（人体内 pH 通常在 7.4 左右）。长时间的低碳酸血症导致组织碱中毒，可能会增加碳酸酐酶活性。此外，氧分压降低会增加脑血流量。然而，除非出现氧分压低于 50mmHg 的严重低氧血症，否则不会出现这种影响。另外，血糖低于 2mmol/L 的严重低血糖也可导致脑血流量增加。

**3.神经源性学说** 神经源性学说包括内源性途径和外源性神经源性调节通路。

（1）内源性途径：取决于 Meynert 基底核、蓝斑、中缝核和皮质 GABA 能神经元对脑微血管的直接神经支配，它们介导血管收缩或血管舒张；神经元和其他细胞类型如星形胶质细胞和小胶质细胞分泌多种具有血管活性的神经递质。例如，乙酰胆碱和一氧化氮是相对有效的血管扩张剂，而血清素和神经肽 Y 可刺激血管收缩。通过创造性地使用啮齿动物中间神经元和相邻微血管的红外视频显微镜，Cauli 等的研究表明，单个皮质中间神经元的去极化导致相邻微血管中的精确血管运动反应。他们进一步研究发现，这些神经诱导的血管运动反应可以通过血管周围直接在微血管受体上应用血管活性神经肽来模拟。与此同时，神经通过改变神经元的电活动调控脑血流。

（2）外源性神经源性调节通路：是指脑血管周围分布的自主神经

系统在维持脑血流稳定中发挥作用。交感神经或副交感神经的药物阻断均可使脑血流自动调节功能受损。关于区域异质性，大脑的前循环系统比后循环系统具有更密集的交感神经支配。前循环主要由来自颈上神经节的肾上腺素能交感神经中继控制，它们沿颈动脉上行；后循环血管依赖于通过椎基底动脉的交感神经链。自动调节在脑干中也显示出更明显的有效性。这种区域变异可能在可逆性后部脑病综合征发生中起关键作用。该综合征并不总是后部或甚至是可逆性的，其放射学特征是后部循环中短暂的双侧皮质下血管源性水肿。在涉及免疫功能障碍、血管痉挛和血脑屏障破坏的几种病因理论中，可逆性后部脑病综合征的后循环区域水肿明显，一个有趣的解释是该区域交感神经张力相对缺乏，导致在突发性高血压发作的情况下血流自动调节不佳。

**4.内皮源性学说**　内皮源性学说认为完整的脑血管内皮细胞结构和功能是使脑血流自动调节功能保持正常的基础。内皮细胞通过旁分泌的方式释放血管舒张剂（一氧化氮、前列腺素）或血管收缩剂（内皮素、血栓素 A2）来影响血管张力。所有这些因素都是直接作用于平滑肌细胞。此外，通过一项有趣的床旁实验，研究人员发现他汀类药物可以调节脑血管自动调节的能力。具体来说，他汀类药物可以上调一氧化氮合酶，导致脑动脉扩张和脑血流增加，这种机制通过抑制 Rho 和 Rac 的小 G 蛋白而发生，Rho 也可负性调节内皮一氧化氮合酶。他汀类药物通过抑制香叶基化的过程来抑制 Rho-GTPase 活性，最终导致一氧化氮合酶上调。

## （二）脑血流动力学监测

脑血管压力自动调节能力的评估，传统上是通过计算动脉血压在两种不同平衡状态下的脑血流量进行评估。第一次测量可以在基线时进行，第二次测量可以在手动或药物控制血压后进行。因为这种方法涉及稳定的压力和流量，所以被称为静态自动调节测量。动态自动调节是指大脑血流对系统压力变化的短期快速反应。经颅多普勒（TCD）超声的出现，将实时血流速度（时间分辨率约为 5ms）可视化，为自动调节的动态评估铺平了道路。TCD 检查是一种广泛用于研究主要脑动脉（主要是大脑中动脉的近段）的脑血管血流动力学的非侵入性成像技术。该技术提供了两种主要的血流动力学测量：平均脑血流速度和搏动指数，平均脑血流速度显示动脉灌注完整性的相对量度，搏动指数则反映脑血管阻力和颅内顺应性。正常 TCD 频谱波形具有特征性形状：急剧的收缩期上行和逐步减速、具有正的舒张末期血流。此外，可以衍生出包括搏动指数（PI）和 Lindegaard 指数（LR）等指标来显示脑血管阻力、血管痉挛和高动力状态。

## 第二节　脑血流动力学在帕金森病中的作用

帕金森病是一种神经退行性运动障碍，临床上以运动症状如震颤、运动迟缓和僵硬为主要症状；随着帕金森病患者运动症状的积极治疗，大量研究发现非运动症状如认知障碍、自主神经功能障碍、直立性低血压、睡眠和神经精神障碍逐渐占主导地位，其严重程度普遍增加，从而影响患者的生活质量。有研究认为帕金森病患者的自主神经功能参与了脑血流自动调节，自主神经功能障碍是导致患者脑血流自动调节功能障碍的因素之一。有研究者证实帕金森病患者可出现大脑供血障碍，脑血管反射性扩张，当脑动脉扩张失代偿时，患者大脑中动脉血流速度会进一步减慢，从而影响其脑血流自动调节功能。这表明帕金森病患者的脑血流自动调节功能受损。

直立性低血压是帕金森病的早期非运动表现，定义为患者平卧休息至少 15 min 后，检测侧卧位血压，而后由仰卧位变成站立位的 3 min 后，再检测站立位血压，其收缩压降低 20 mmHg 或舒张压降低 10 mmHg。直立性低血压表示心血管自主神经功能障碍，其特征是头晕、乏力、出汗和跌倒，会影响多达一半的帕金森病患者，并可能影响患者的生活质量。约 30% 的帕金森病患者发生直立性低血压。仰卧位高血压和生理昼夜血压节律的丧失以及夜间高血压的发展是心血管自主神经功能衰竭的进一步特征，可能发生在高达 75% 的帕金森病患者中。

最近的研究表明，心血管自主神经衰竭可能与帕金森病患者大脑白质病变增加相关。在高血压患者中，脑血流自动调节破坏与脑白质病变之间存在强有力的相关性。30%~55% 的帕金森病患者会发生白质病变，并与认知和运动特征相关。据报道，最强的相关性与轴性症状（如姿势不稳）有关，姿势不稳是运动残疾的主要原因，并且从左旋多巴治疗中获益较少。值得注意的是，轴性症状的严重程度与血管病变负荷的相关性大于与多巴胺能神经去支配的相关性。帕金森病显示了脑白质病变与仰卧位高血压程度之间的相关性，而脑白质病变与直立性低血压之间的相关性较弱。类似的，在单纯自主神经功能衰竭（一种选择性影响自主神经系统的α-突触核蛋白病）中，白质病变负荷与仰卧位收缩压值相关。此外，在帕金森病中也报告了白质病变的严重程度与体位性血压下降程度之间的显著相关性。

在心血管自主神经衰竭中，自动调节范围的下限下降，这种现象通常被解释为慢性直立性低血压的补偿机制。假设脑血流自动调节下限的变化会增加对低血压发作的耐受性，但也会增加对长期仰卧位高血压的敏感性，这种高血压在帕金森病或多发性硬化中经常伴随直立性低血压。低血压需要立即收缩血管以确保脑灌注。在持续直立性低血压的情况下，这种反应可能会长期维持，并可能通过血管平滑肌细胞的膜电导变化来降低对高血压峰的血管收缩反应的幅度。因此，脑血流自动调节的病理适应可能会触发帕金森病的白质病变，并伴有心血管自主神经衰竭。在帕金森病患者中也报道了白质病变的严重程度与血压下降的程度之间有显著相关性。

大约25%的帕金森病患者在其一生中都会出现认知障碍。直立性低血压与认知障碍密切相关。先前的一项研究确定直立性低血压会影响41%的痴呆症患者。Biogeau等评估了患有直立性低血压的老年人，并强调脑血管反应性可能是直立性低血压和脑血管疾病之间的关键联系。此外，Kario等报道了与直立性低血压相关的磁共振检查检测到的静息脑梗死和白质病变，这可能会对患者寿命产生负面影响。一项系统评价得出结论，直立性低血压与较低的简易智能精神状态检查量表得分相关。然而，直立性低血压与认知障碍之间关联的机制尚不清楚。实验证据表明帕金森病患者大脑血流自动调节受损，并且脑血管自动调节优先于认知功能障碍发作，说明其在认知功能能力下降和痴呆进展中起到关键作用。在一项长期队列研究中发现，脑灌注不足与普通人群的认知障碍加速和痴呆风险增加相关，并且完整的脑血流自动调节功能是保护脑灌注免受血压变化影响的基本调节机制。帕金森病患者反复发作直立性低血压可导致脑灌注不足，进而导致认知功能受损。而最近的一项研究同样也表明脑血流自动调节受损可能是帕金森病患者直立性低血压和认知障碍的潜在介质。尽管脑血流动力学明显保持在"正常"血压范围内，帕金森病患者仍可能经历严重的低血压和高血压，血压波动超过脑血流自动调节范围，在健康人群中脑血流自动调节功能也会失败。

在功能失调的脑血流自动调节患者中，流经远端毛细血管的不稳定流动可能会损害脑微循环。反过来，这将损害微血管系统并诱发一些下游后遗症，包括血脑屏障的破坏、神经炎症、脑微出血和白质病变。先前的研究报告了小血管疾病与老年人认知能力和执行功能下降之间的强烈相关性。越来越多的证据也表明脑自动调节受损与白质高信号之间存在关系。多达 50% 的帕金森病患者会出现白质高信号，并与认知和步态障碍有关。最近的一项研究发现有症状的直立性低血压的帕金森病患者其体位自动调节功能受损。直立姿势加剧了执行功能和记忆的缺陷，这与帕金森病直立性低血压人群的视觉空间功能有关。

直立性低血压出现在多达 41% 的痴呆患者中。Anang 等学者对 80 名认知完整的帕金森病患者进行了 4.4 年的随访，发现在姿势改变期间，收缩压每下降 10mmHg，发生痴呆的风险增加 84%。Centi 等学者和 Peralta 等学者均报道了帕金森病患者较低的认知分数和直立性低血压之间的关系。他们的结论验证了脑血流变化对认知产生负面影响的假设。

因此，脑血流自动调节功能障碍会参与帕金森病患者非运动症状的发生发展，如直立性低血压、认知功能障碍等。临床上基于血压和脑血流动力学评估帕金森病患者的脑血流自动调节有助于早期诊断直立性低血压，有效的干预有望降低认知障碍的风险。

总之，脑血流自动调节功能障碍可能与帕金森病患者的非运动症状有关，如直立性低血压、认知功能障碍等，也可能是导致帕金森病及脑白质病变的机制之一。帕金森病患者的自主神经功能障碍反过来也会影响脑血流自动调节功能。虽然在帕金森病中发现了脑血流自动调节功能受损，但尚无研究证据表明脑血流自动调节与疾病发展及预后有确切关系。目前对于帕金森病患者，可以通过实时监测脑灌注压，或以脑血流自动调节为靶点进行治疗以改善患者的临床预后，但尚需多中心的前瞻性临床研究进一步明确该治疗策略的疗效。

（李洪晏　樊海霞　蔡志友）

# 参 考 文 献

范磊, 邓文娟, 岳秉宏, 等. 2022. 帕金森病合并 2 型糖尿病患者脑血流自动调节参数与自主神经功能障碍的相关性研究[J]. 广西医学, 44(7): 722-726.

吉林省医学会神经病学分会, 吉林省卒中学会, 杨弋, 等. 2021. 动态脑血流自动调节功能评估在神经系统疾病中的临床应用专家共识(2021) [J]. 中华脑血管病杂志, 15(3):140-152.

Biogeau J, Desmidt T, Dujardin PA, et al. 2017. Ultrasound tissue pulsatility imaging suggests impairment in global brain pulsatility and small vessels in elderly patients with orthostatic hypotension[J]. J Stroke Cerebrovasc Dis, 26(2): 246-251.

Bor-Seng-Shu E, Kita WS, Figueiredo EG, et al. 2012. Cerebral hemodynamics: concepts of clinical importance [J]. Arquivos De Neuro-Psiquiatria, 70(5): 352-356.

Chen HX, Xu EH, Zhou FB, et al. 2022. Impaired dynamic cerebral autoregulation: A potential mechanism of orthostatic hypotension and dementia in Parkinson's disease[J]. Frontiers in Aging Neuroscience, 14: 927009.

Cutsforth-Gregory JK, Low PA. 2019. Neurogenic orthostatic hypotension in Parkinson disease: A primer[J]. Neurology and Therapy, 8(2):307-324.

Indelicato E, Fanciulli A, Poewe W, et al. 2015. Cerebral autoregulation and white matter lesions in Parkinson's disease and multiple system atrophy[J]. Parkinsonism & Related Disorders, 21(12): 1393-1397.

Iseli R, Nguyen VTV, Sharmin S, et al. 2019. Orthostatic hypotension and cognition in older adults: A systematic review and meta-analysis[J]. Experimental Gerontology, 120:40-49.

Longardner K, Bayram E, Litvan I. 2020. Orthostatic hypotension is associated with cognitive decline in Parkinson disease[J]. Front Neurol, 11:897.

Ma HY, Liu J, Lv S, et al. 2020. Dynamic cerebral autoregulation in embolic stroke of undetermined source[J]. Frontiers in Physiology, 11: 557408.

Sauerbier A, Cova I, Rosa-Grilo M, et al. 2017. Treatment of nonmotor symptoms in Parkinson's disease[J]. International Review of Neurobiology, 132: 361-379.

Sonnesyn H, Nilsen DW, Rongve A, et al. 2009. High prevalence of orthostatic hypotension in mild dementia[J]. Dementia & Geriatric Cognitive Disorders, 28(4):307-313.

Sveinbjornsdottir S. 2016. The clinical symptoms of Parkinson's disease[J]. J Neurochem, 139( Suppl 1): 318-324.

Tetsuka S, Ogawa T. 2019. Posterior reversible encephalopathy syndrome: A review with emphasis on neuroimaging characteristics[J]. J Neurol Sci, 404: 72-79.

Udow SJ, Robertson AD, MacIntosh BJ, et al. 2016. 'Under pressure': is there a link between orthostatic hypotension and cognitive impairment in α-synucleinopathies? [J]. J Neurol Neurosurg Psychiatry, 87(12): 1311-1321.

Valentino F, Bartolotta TV, Cosentino G, et al. 2018. Urological dysfunctions in patients with Parkinson's disease: clues from clinical and non-invasive urological assessment[J]. BMC Neurology, 18(1): 148.

Wolters FJ, Zonneveld HI, Hofman A, et al. 2017. Cerebral perfusion and the risk of dementia: a population-based study[J]. Circulation, 136(8):719-728.

Xing Y. 2022. Impaired cerebral autoregulation in Parkinson's disease: An orthostatic hypotension analysis[J]. Frontiers in Neurology, 13: 811698.

Zhu Y, Du R, He Z, et al. 2023. Assessing the association between white matter lesions and Parkinson's disease[J]. Neurol Sci, 44(3):897-903.

# 第五章　血脑屏障与帕金森病

　　血脑屏障（blood-brain barrier，BBB）作为大脑内的重要的组成部分，可保护神经元免受体循环中存在不良因素的影响，并维持高度可调控的中枢神经系统内部环境。然而，在多种神经系统变性疾病中，血脑屏障神经血管单元（NVU）出现了不同程度的结构和功能异常，导致中枢神经系统内稳态失衡。近年来越来越多的证据表明，帕金森病患者血脑屏障内组分如紧密连接（tight junction，TJ）、基底膜、周细胞和转运体等在结构和功能上均发生了变化，从而引起血脑屏障通透性的改变，影响病情发生发展和药物治疗效果。本章通过总结多项帕金森病动物模型及人体模型的研究，概述了帕金森病中血脑屏障的变化，以及针对这些变化可采用的干预方法。

## 第一节　血脑屏障概述

### （一）血脑屏障的结构与生理作用

　　血脑屏障是存在于血液循环系统和中枢神经系统之间的动态界面，它能选择性地通过某些物质，包括气体、水、葡萄糖、氨基酸和核苷，避免血液中的毒素、大分子、炎性因子、免疫细胞和有害物质进入中枢神经系统，从而调节和维持大脑的微环境稳态。

　　血脑屏障由血管神经单元构成，主要包括内皮细胞、周细胞、基底膜、神经元、星形胶质细胞突触末端终板以及内皮细胞之间的紧密连接（图 5-1）。与周围血管内皮细胞不同，血脑屏障内皮细胞最明显的特征是存在大量紧密连接，胞饮的运输囊泡少，无窗孔结构。因此，内皮细胞是血脑屏障的基本骨架，而紧密连接是血脑屏障发挥功能的核心组成部分。目前科学界认为血脑屏障存在着四道屏障来维持中枢神经系统和外周血液循环之间的动态平衡。第一道屏障是由紧密连接构成，发挥栅栏功能和屏障功能，保持内环境的稳定。第二道屏障为基底膜，由Ⅳ型胶原蛋白和层粘连蛋白等基质蛋白构成，主要起到支持作用。第三道屏障由覆盖于基底膜外周的周细胞组成，属于血管平滑肌细胞系，与内皮细胞存在特化连接，其主要作用包括：①调节紧密连接及黏附连接；②调节内皮细胞转运；③调节血管稳定性；④调节胞外蛋白质分泌水平；⑤调节毛细血管直径、血流；⑥吞噬作用等。第四道屏障由星形胶质细胞终足组成，是血脑屏障的最外层。其主要作用包括：①调节水分子进出脑组织；②调节电解质代谢；③调控毛细血管直径、血流、通透性；④通过分泌活性分子调控紧密连接蛋白的表达等。

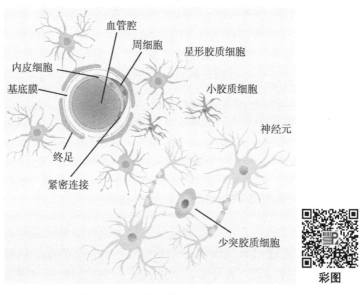

图 5-1　血脑屏障结构示意图

## （二）影响血脑屏障渗透性的主要蛋白分子

影响血脑屏障渗透性的蛋白分子主要分为三类：紧密连接蛋白分子、黏附连接相关蛋白分子和转运体相关蛋白分子。其中，紧密连接蛋白包括闭合蛋白、密封蛋白 5、Tricellulin、连接黏附分子、闭锁小带蛋白（zonula occluden，ZO）。而血管内皮钙黏蛋白、血小板内皮细胞黏附分子则与黏附连接密切相关。转运体分为离子转运体和分子转运体。离子转运体主要是脑微血管内皮细胞上的 $Na^+-K^+-ATP$ 酶、$Na^+-K^+-2Cl^-$ 共转运蛋白、$Na^+-HCO_3^-$ 共转运体、$Na^+/H^+$ 和 $Na^+/Ca^{2+}$ 交换体，它们为离子转运提供了通道，以维持细胞渗透压、Ph 和膜电位稳定。分子转运体主要是三磷酸腺苷结合盒（ABC）转运体，这是血脑屏障最重要的脂溶性分子外排转运体。

## 第二节　帕金森病的血脑屏障变化

　　大量研究显示帕金森病亦是一种血脑屏障相关性疾病。多项研究发现，帕金森病的动物模型中存在血脑屏障通透性的增加，包括百草枯诱导的慢性帕金森病大鼠模型、MPTP 诱导的小鼠模型和脂多糖（lipopolysaccharide，LPS）诱导的帕金森病大鼠模型。

　　在帕金森病患者脑组织尸检中发现，纹状体的血管周围有内皮细胞变性伴微血管改变，内皮细胞厚度、密度和长度减小，紧密连接蛋白减少，周细胞解离和基底膜降解，在受损的多巴胺能神经元周围有大量活化的小胶质细胞。在生化方面，帕金森病患者脑脊液中可发现血清白蛋白。这些证据表明帕金森病患者存在血脑屏障结构破坏和通透性增加。

　　Gray 等通过尸体解剖对比了 12 例帕金森病患者和与之年龄匹配的 11 例健康对照的纹状体血脑屏障的渗透性指标。研究发现，帕金森病患者纹状体中的血脑屏障完整性受损。与对照组相比，帕金森病患者的纹状体血管外的 HE 染色显示红细胞数是对照组的 7 倍，荆豆凝集素（UEA）染色发现含铁血黄素在帕金森病患者脑中的沉积增加了 3 倍。他们还通过免疫荧光显微镜研究了血清蛋白外渗的模式。与红细胞相比，血清蛋白渗入脑实质更快更远。在帕金森病纹状体中观察到明显的血红蛋白和纤维蛋白在血管周围沉积，而对照组大脑中的相同蛋白质几乎完全包含在血管腔内。对血管外蛋白的定量分析显示，帕金森病中外渗的血红蛋白增加了 8.6 倍，纤维蛋白增加了 9.4 倍。他们推测纹状体中血脑屏障通透性的改变先于黑质/皮质路易体的形成，并认为血源性物质到达纹状体神经元的轴突末端并启动α-突触核蛋白的聚集。

## （一）结构学变化

**1.紧密连接的变化**　大量研究表明，帕金森病动物模型中发生了血脑屏障结构和功能的改变，其血脑屏障紧密连接蛋白表达水平下降，且与血脑屏障渗漏增加密切相关。而越来越多的证据表明，星形胶质细胞、小胶质细胞的大量激活可能是紧密连接蛋白减少的重要因素。

用抗 CD31 抗体对内皮进行染色以检测帕金森病小鼠模型血脑屏障紧密连接蛋白 ZO-1、occludin 和 claudin-5 的表达水平，结果显示：帕金森病小鼠大脑皮质、中脑和小脑的 ZO-1 和 occludin 表达水平显著降低，而在海马区仅略有下降；小脑中 claudin-5 的表达水平降低，但在其他脑区的表达无明显差异。与此同时，帕金森病小鼠的中脑血管内葡聚糖渗漏明显增加。这表明，紧密连接相关蛋白的表达通常在帕金森病小鼠的多个脑区减少，并与血脑屏障完整性的破坏有关。此外，免疫荧光分析显示α-突触核蛋白寡聚体沉积在帕金森病小鼠脑星形胶质细胞突起中，并且免疫印迹分析显示帕金森病组小鼠前脑、中脑和小脑中神经胶质纤维酸性蛋白（GFAP）表达水平显著增高。这些结果表明，帕金森病小鼠脑中有更多激活的星形胶质细胞。

有研究指出，寡聚α-突触核蛋白可诱导星形胶质细胞表达和释放血管内皮生长因子 A（VEGFA）和诱导型一氧化氮合酶（Inos），可能导致血脑屏障的破坏。这一观点也在人体试验中得到证实。对 3 例帕金森病患者和 3 例正常对照组的死后脑组织黑质（SN）进行 VEGFA 和 Inos 的免疫组织化学染色，与帕金森病小鼠实验一致，帕金森病患者 VEGFA 和 Inos 信号显著增加。此外，与对照组相比，帕金森病组 GFAP 强度也增加了 31%。

除了星形胶质细胞，小胶质细胞的活化可能也是紧密连接蛋白减少的重要原因之一。Chao 等在 MPTP 诱导的小鼠帕金森病模型中通过免疫电镜观察到黑质中 claudin-1、claudin-5 和 occludin 的表达均降低，并发现黑质中多巴胺能神经元的丧失伴随着小胶质细胞的激活，表明小胶质细胞激活可能参与帕金森病中紧密连接蛋白减少的病理过程。Ruan 等在 1.5 mg/（kg·d）的鱼藤酮诱导的小鼠帕金森病模型的中脑中，观察到 3 种紧密连接蛋白 ZO-1、claudin-5 和 occludin 的表达显著降低，免疫荧光染色也进一步证实，1.5 mg/（kg·d）的鱼藤酮能显著降低小鼠黑质 ZO-1、claudin-5 和 occludin 的表达；0.75 mg/（kg·d）鱼藤酮组小鼠紧密连接蛋白的 Mrna 水平也呈下降趋势，但未呈现出显著差异。与此同时，在鱼藤酮处理的小鼠中，观察到了小胶质细胞表现出细胞形态肥大及胞体增大，表明小胶质细胞长期激活。该研究还指出，活化的小胶质细胞释放的基质金属蛋白酶（MMP）-2/-9 可能为上述 3 种紧密连接蛋白减少的关键因素，从而引起小胶质细胞介导的血脑屏障损伤和多巴胺能神经变性。

**2.基底膜和周细胞的变化**　Farkas 等对从帕金森病患者扣带回皮质分离的毛细血管进行了电子显微镜观察，发现帕金森病患者的毛细血管基底膜增厚和基底膜中胶原沉积增加，这可能导致药物通过血脑屏障的被动扩散减少。此外，帕金森病患者尸检黑质致密部组织学可显示血管外 $CD4^+$ 和 $CD8^+T$ 淋巴细胞浸润，这表明帕金森病中发生了免疫细胞跨血脑屏障的迁移，并且可能与多巴胺能神经元的变性有关。

周细胞的异常激活可能也与血脑屏障通透性增加有关。周细胞不仅能维持血脑屏障的解剖、生化和免疫功能，还可调节毛细血管血流、血管生成和毒性产物的清除。在α-突触核蛋白过表达的转基因小鼠帕金森病模型中，观察到随着α-突触核蛋白的积累，发生周细胞的活化，小鼠的脑部微血管密度也发生了动态变化：血管密度在第 8 个月显著增加，然后在第 13 个月后降低。在该模型中，血脑屏障渗漏和新生血管的形成是疾病进展的早期事件，血管变性是疾病晚期的标志。小鼠在疾病中期出现的血管密度增加很可能是代偿性血管增生的结果。可以推测，血管生成和血脑屏障渗漏都是由活化的周细胞介导的。

**3. 转运体的变化**　血脑屏障中各种内流和外流转运体是维持血脑屏障功能的重要因素之一，多项动物研究表明，帕金森病中血脑屏障的几种关键转运体（如 P-gp、BCRP、GLUT-1 等）的表达水平和功能可能会发生改变，从而可引起某些药物在血脑屏障的通透性发生改变。

Thiollier 等在健康和 MPTP 诱导帕金森病的猕猴中研究了几种药物（L-3,4-二羟基苯丙氨酸、卡马西平、奎尼丁、洛伐他汀和辛伐他汀）在血脑屏障中的差异转运，药物的脑分布研究结果显示，仅奎尼丁的脑分布发生了变化，表明 P-gp 功能发生了变化。

相比之下，Hou 等进行的研究表明，抑制 P-gp 会增加血脑屏障对 FLZ{N-[2-(4-hydroxy-phenyl)-ethyl]-2-(2,5-dimethoxy-phenyl)-3-(3-methoxy-4-

hydroxy-phenyl)-acrylamide}——一种新型合成亚氨酰胺衍生物和潜在的抗帕金森治疗剂的通透性。但是，在正常和帕金森病模型大鼠之间观察到 FLZ 的脑分布没有显著差异，表明帕金森病中 P-gp 没有显著变化。而另一项研究从原代正常和帕金森病大鼠脑微血管内皮细胞（rCMECs）出发，在 Transwell 支架上与 C6 星形胶质细胞接触共培养，建立生理性和病理性的血脑屏障模型，用蛋白质印迹法（Western blotting）和免疫荧光染色检测正常和帕金森病 rCMECs 中药物外排转运体 P-gp 和 BCRP 的水平，发现帕金森病组 P-gp、BCRP 水平明显高于正常组。并且，帕金森病组 FLZ 的外流比正常组血脑屏障高，表明在帕金森病条件下，FLZ 的血脑屏障通透性可能降低。

Vautier 等通过蛋白质印迹法测量 MPTP 小鼠帕金森病模型中脑毛细血管中 P-gp、BCRP 的表达。结果显示，在小鼠的脑毛细血管中，P-gp 的表达与对照组相比增加了 143%，而 BCRP 的表达减少了 130%。此外，他们选择地高辛作为 P-gp 的底物、选择哌唑嗪作为 BCRP 的底物，以研究其外排泵功能，结果没有观察到帕金森病小鼠和对照小鼠之间的脑/血浆比率有任何显著差异，可推测 P-gp、BCRP 功能未发生明显变化。

Sarkar 等在 MPTP 诱导小鼠帕金森病模型中观察到，纹状体血脑屏障处的 GLUT-1 表达显著减少，这表明帕金森病模型小鼠大脑通过血脑屏障获得由 GLUT-1 转运的营养物质的能力降低，可能会加重对多巴胺能神经元的损伤。

## （二）生物学标志物变化

白蛋白（AQ）、IgG（GQ）、IgG 指数的脑脊液（CSF）/血清比可以用来评估血脑屏障的功能。2001 年 Haussermann 等报道，他们检测了 30 名没有接受过治疗的早期帕金森病患者和 30 名年龄匹配的对照者的血清和脑脊液的白蛋白和 IgG 浓度。结果发现两组间的 AQ、GQ 和 IgG 指数水平没有显著差异。因此，他们认为该研究结果不支持在早期帕金森病患者的中枢神经系统中血脑屏障存在功能障碍，因而不支持功能障碍的血脑屏障参与了帕金森病的发病过程这一假说。但他们的研究也存在一定的局限性，纳入的帕金森病患者较年轻，平均年龄只有 62.4 岁，病程也较短，最短 1 个月，最长不超过 4 年。

Pisani 等研究了不同疾病阶段的帕金森病患者血脑屏障通透性的改变。共纳入了 73 名患有特发性帕金森病的非痴呆受试者（46 名 Hoehn-Yahr 分级为 1~2 级和 27 名 Hoehn-Yahr 分级为 2.5~4 级）和 47 名年龄匹配的对照受试者。分别对脑脊液和血清白蛋白进行检测，计算白蛋白脑脊液/血清比（AR）以评估脑脊液和血脑屏障功能。晚期帕金森病患者的 AR 与早期和年龄匹配的对照组之间存在统计学上的显著差异，而早期帕金森病患者与年龄匹配的对照组之间没有差异。因此，他们推测血脑屏障功能障碍是帕金森病进展的特征。这与 Haussermann 提出的早期帕金森病患者不存在血脑屏障功能障碍基本一致。

### （三）分子神经影像学变化

一项研究使用 Gd-DTPA 作为造影剂，对 6-羟多巴胺（6-OHDA）帕金森病大鼠模型行 MRI 增强扫描，结果显示大鼠模型血脑屏障通透性增加，并且黑质中出现铁的积聚。进一步行普鲁士蓝染色证实了多巴胺细胞变性后黑质中 CD68/IBA-1 阳性的小胶质细胞内有铁沉积，并与 L-铁蛋白共存。

随着影像学的发展，越来越多血脑屏障发生变化的证据在帕金森病患者中被观察到。与动物实验结果一致，人类帕金森病患者血脑屏障存在局部的通透性改变。一项研究利用 82Rb PET 对 19 例帕金森病患者和 12 例年龄、性别匹配的健康受试者体内血脑屏障内流进行定量分析，结果均未检测到 82Rb 进入脑组织的情况。这与之前得出的帕金森病患者血脑屏障通透性增加的结论不符。究其原因，可能因为该研究的受试者数量有限，且与影像学检查方法中用到的 82Rb 半衰期短及相应的扫描持续时间短导致无法准确估计内流的微小变化有关。因此，这一研究结果不能完全排除帕金森病中血脑屏障存在微小、局部的通透性改变的可能性。与之相对的是，另一项研究采用 DCE-MRI 定量分析对比帕金森病患者、脑血管病对照者和健康对照者对比剂跨血脑屏障传递系数（Ktrans），发现帕金森病组的 Ktrans 普遍高于两个对照组，特别是在双侧楔前叶白质区域、右侧颞叶白质的部分区域，帕金森病组的 Ktrans 显著高于脑血管病组。这表明帕金森病患者血脑屏障存在明显的通透性增加。

有研究利用颅脑磁共振的 T2WI 和磁敏感加权成像（SWI）检查帕

金森病患者发现，基底节区（包括尾状核、豆状核和丘脑）、白质和皮质均有微出血。此外，研究还发现帕金森病痴呆患者的微出血发生率高于非帕金森病痴呆患者和对照组，而且发生率与白质病变程度有关。Pelizzari 等利用动脉自旋标记（ASL）技术对帕金森病患者和正常人群进行脑血流量对比分析，结果发现，在帕金森病患者的纹状体、苍白球、红核、黑质、丘脑、中央前回以及中央后回等部位，脑血流量与帕金森病运动症状的严重程度呈显著正相关；纹状体区域的脑血管活性与运动症状的严重程度呈显著负相关。

Kortekaas 通过 PET 观察，结果显示帕金森病患者中脑 P-gp 功能降低，示踪剂 $^{11}$C-维拉帕米的摄取增加。Bartels 等使用 $^{11}$C-维拉帕米 PET 对 10 名新发帕金森病患者和 10 名更晚期的帕金森病患者进行了研究，发现与健康对照组相比，新发患者的 P-gp 功能增强，而在疾病后期，P-gp 功能降低。这可能表明早期帕金森病患者 P-gp 功能存在局部代偿性上调，而随疾病的进展，P-gp 功能进行性下降。

### （四）α-突触核蛋白变化

多项研究表明，帕金森病模型动物血脑屏障的通透性明显增加。血脑屏障通透性的增加虽然有利于脑内有害物质的清除，但更重要的是，它也可以让外周的免疫细胞、免疫因子及神经毒性物质进入脑实质中，进一步加剧脑内的炎症反应，诱导神经元发生退行性变。保护血脑屏障可以减少多巴胺能神经元的死亡，延缓帕金森病的发生发展。

目前的研究认为，α-突触核蛋白的异常聚集可能与帕金森病的发生和（或）进展有关。Pediaditakis 等利用黑质脑芯片研究α-突触核蛋白聚集对血脑屏障的影响，发现将黑质脑芯片暴露于α-突触核蛋白原纤维后，血脑屏障通透性增加，紧密连接受损。同时，还观察到小胶质细胞活化、星形胶质细胞增生和时间依赖性的神经元丢失。此外，在 Elabi 等的α-突触核蛋白过表达转基因小鼠模型中，观察到周细胞大量激活并介导了新生血管发生与血脑屏障渗漏。Dohgu 等的研究也证实，单体α-突触核蛋白可激活周细胞，并使周细胞释放 IL-1β、IL-6、MCP-1、TNF-α及 MMP-9，从而引起血脑屏障功能失调。在α-突触核蛋白转基因小鼠中，过表达的 A53T α-突触核蛋白可能与星形胶质细胞的激活及血管新生有关，活化的胶质细胞可释放一系列的促炎和神经毒性因子，如 TNF-α、

IL-1等，增加血管内皮细胞的通透性和血管直径。而新生的血管由于存在一系列的结构缺陷，也会在一定程度上增加血脑屏障的通透性。因此，过表达的A53T α-突触核蛋白可能通过星形胶质细胞的激活和新生血管的生成增加血脑屏障的通透性，参与帕金森病的发生。

除脑脊液外，α-突触核蛋白也在血液及其他体液中被发现，有学者推测α-突触核蛋白是由外周组织和中枢神经系统产生的，α-突触核蛋白在脑和周围组织之间的交换可能具有重要的病理生理和治疗意义。Sui等发现，α-突触核蛋白在血脑屏障中的运输是双向的，且LRP-1可能参与了α-突触核蛋白的外流。Wilhelmus等在帕金森病患者中观察到感觉神经元中LRP-1的表达增加和重新分布，提示血脑屏障上α-突触核蛋白转运系统的功能改变可能参与了帕金森病的发病。

# 第三节　对帕金森病血脑屏障变化的干预研究进展

多种因素可影响血脑屏障的渗透性，包括机体的年龄、体温、内分泌系统差异和血液酸碱度等，但机体难以通过内源性因素来提高中枢神经系统中药物的疗效。目前主要是通过影响血脑屏障渗透性的细胞和分子机制，优化药物的分子理化特征，结合新技术和新型生物学材料，提高药物在脑组织中的浓度。

## （一）RNA干扰

RNA干扰（RNAi）技术是一种由与沉默基因同源的核苷酸长链小干扰RNA（siRNA）介导的序列特异性转录后基因沉默技术。通过诱导血脑屏障关键分子的mRNA降解，进而使屏障相关蛋白无法在体内表达，暂时性提高血脑屏障渗透性，利于药物进入脑组织。

将针对紧密连接蛋白claudin-5的siRNA注射到小鼠体内，48h后达到了对claudin-5的最大抑制，示踪分子灌注和MRI分析观察到血脑屏障对高达742Da的分子的渗透性增加，并且在注射后72h到1周，claudin-5的表达水平恢复到正常水平。这些数据表明，利用RNAi可以暂时性和选择性地打开血脑屏障，使药物更易进入中枢神经系统（CNS），并且使药物的选择更加广泛，可用于治疗各种神经退行性疾病、神经精神疾病和中枢神经系统恶性疾病。

## （二）模拟肽

由于长链多肽难以穿透血脑屏障，而且被非药效受体识别后会产生一定的毒副作用，因此这类药物无法有效治疗中枢神经系统疾病。为克服外源性肽的缺陷，可设计短链多肽并对其结构进行替换或者改造以制成模拟肽，这些模拟肽的氨基酸序列与其相应的长链多肽的氨基酸序列不同，但具有类似或相同的生物活性，并且具有分子量小的优点，易于通过血脑屏障从而发挥其治疗效果。

一项研究利用名为 4F 的一种包含 18 个氨基酸的 ApoA-I/HDL 模拟肽替代 ApoA-I 用于治疗阿尔茨海默病，结果表明模拟肽 4F 在雌性小鼠中的脑通透性约为 ApoA-I 的 1000 倍。这一研究提示，使用模拟肽作为其相应药物的替代治疗方案，能够大大提高对血脑屏障的穿透性，从而有效改善治疗效果。

## （三）纳米技术

纳米材料能够以转胞吞、被动扩散和跨细胞间隙等方式穿透血脑屏障。治疗药物包被于脂质、病毒、陶瓷和聚合物等纳米载体中，进入中枢神经系统后，纳米载体解体并释放其内含治疗药物。此外，用于追踪和诊断的纳米颗粒包括磁纳米颗粒和荧光纳米球，通过成像技术观察靶标中纳米颗粒的富集程度，为诊断或者治疗提供信息，这是近年来研究的热点。

利用聚乳酸羟基乙酸通过双乳液溶剂蒸发法制备负载多巴胺的纳米递药系统，该系统尺寸为（$119.7 \pm 2.69$）nm，带负电荷，穿透血脑屏障并内化到大脑中，聚乳酸羟基乙酸包封不仅能延长多巴胺的半衰期，还具有缓慢和持续释放多巴胺的功能。

## （四）脑深部电刺激疗法

Pienaar 对脑深部电刺激（DBS）置入组和未置入组帕金森病患者脑组织的尸检分析显示，DBS 不仅可改善帕金森病患者的锥体外系症状，亦可促进微血管结构恢复，例如可增加毛细血管的长度和密度，增加内皮细胞的厚度，增强紧密连接蛋白的表达水平，减少血管周围 IgG 渗漏。

DBS 结合纳米材料能更有效地发挥治疗作用而尽可能地避免脱靶效应的副作用。有研究将 $CoNO_3$、$FeNO_3$ 和 $BaTiO_3$ 合成 $CoFe_2O_4$-$BaTiO_3$ 磁电纳米颗粒，尺寸约 30nm，经尾静脉注射，在外加磁场的引导下穿过血脑屏障，空间变化的外加直流磁场诱导 $CoFe_2O_4$ -$BaTiO_3$ 磁电纳米颗粒分布在整个大脑，有效地创造"新的脑微环境"，神经活动产生的固有电信号在亚神经元水平上与外部磁场强耦合，实现无创高效DBS，有助于精准化治疗晚期帕金森病。

## （五）聚焦超声

聚焦超声（FUS）利用超声的组织穿透性、定位性和能量沉积性，通过热效应、空化效应和机械效应使靶标部位吸收能量升温，使包裹药物的温度敏感脂质体等物质进入颅内病变部位，从而提高局部的药物浓度，提升治疗效果。

许多研究表明，FUS 联合静脉注射微泡可安全、无创和可逆地增加血脑屏障的通透性。Fan 等结合 FUS 和跨血管非病毒基因传递系统（微泡与 GDNF 质粒结合），在 6-OHDA 诱导的帕金森病小鼠模型中成功使血脑屏障开放，并使神经营养素通过血脑屏障的传递效率大大提高。此外，两项研究通过协同使用 FUS 和携带基因的脂质体来进行非侵入性的 GDNF 递送，诱导了靶区相关 GDNF 水平升高并持续到治疗后 10 周，并且使运动功能得到长期改善。

血脑屏障作为体循环和中枢神经系统之间的动态屏障，能够选择性地通过某些物质，在保护大脑的同时也能有效避免有害物质进入中枢神经系统。然而，帕金森病患者的血脑屏障内多个成分在结构和功能上均发生变化，这极大地影响了疾病的发生和发展。因此，近年来针对血脑屏障进行干预的研究越来越多，其中包括 RNA 干扰、模拟肽、纳米技术、脑深部电刺激疗法和聚焦超声等。而随着研究技术的深入，帕金森病血脑屏障的治疗手段也会越来越成熟。

（周长青　袁明皓）

# 参 考 文 献

申杰, 徐桂华. 2020. 血脑屏障与中枢神经系统疾病的相关性研究进展[J]. 中华神经医学杂志, 19 (9):961-965.

Al-Bachari S, Naish JH, Parker GJM, et al. 2020. Blood-brain barrier leakage is increased in Parkinson's disease[J]. Front Physiol, 11:593026.

Dohgu S, Takata F, Matsumoto J, et al. 2019. Monomeric α-synuclein induces blood-brain barrier dysfunction through activated brain pericytes releasing inflammatory mediators in vitro[J]. Microvasc Res, 124:61-66.

Elabi O, Gaceb A, Carlsson R, et al. 2021. Human α-synuclein overexpression in a mouse model of Parkinson's disease leads to vascular pathology, blood brain barrier leakage and pericyte activation[J]. Sci Rep, 11(1):1120.

Fujita K, Peng SC, Ma YL, et al. 2021. Blood-brain barrier permeability in Parkinson's disease patients with and without dyskinesia[J]. J Neurol, 268(6):2246-2255.

Lan GY, Wang P, Chan RB, et al. 2022. Astrocytic VEGFA: An essential mediator in blood-brain-barrier disruption in Parkinson's disease[J]. Glia, 70(2):337-353.

Martin-Bastida A, Tilley BS, Bansal S, et al. 2021. Iron and inflammation: in vivo and post-mortem studies in Parkinson's disease[J]. J Neural Transm (Vienna), 128(1):15-25.

Pediaditakis I, Kodella KR, Manatakis DV, et al. 2021. Modeling alpha-synuclein pathology in a human brain-chip to assess blood-brain barrier disruption[J]. Nat Commun, 12(1):5907.

Pelizzari L, Laganà MM, Rossetto F, et al. 2019. Cerebral blood flow and cerebrovascular reactivity correlate with severity of motor symptoms in Parkinson's disease[J]. Ther Adv Neurol Disord, 12: 1756286419838354.

Ruan ZZ, Zhang DD, Huang RX, et al. 2022. Microglial activation damages dopaminergic neurons through MMP-2/-9-mediated increase of blood-brain barrier permeability in a Parkinson's disease mouse model[J]. Int J Mol Sci, 23(5):2793.

Stefani A, Pierantozzi M, Cardarelli S, et al. 2022. Neurotrophins as therapeutic agents for Parkinson's disease; new chances from focused ultrasound? [J]. Front Neurosci, 16:846681.

Swaminathan SK, Zhou AL, Ahlschwede KM, et al. 2020. High-density lipoprotein mimetic peptide 4F efficiently crosses the blood-brain barrier and modulates amyloid-β distribution between brain and plasma[J]. J Pharmacol Exp Ther, 375(2):308-316.

Sweeney MD, Sagare AP, Zlokovic BV. 2018. Blood-brain barrier breakdown in

Alzheimer disease and other neurodegenerative disorders [J] . Nat Rev Neurol, 14: 133-150.

Yue PJ, Miao W, Gao L, et al. 2018. Ultrasound-triggered effects of the microbubbles coupled to GDNF Plasmid-Loaded PEGylated liposomes in a rat model of Parkinson's disease[J]. Front Neurosci, 12:222.

# 第六章　脑小血管病与帕金森病

长期以来，帕金森病一直被认为是一种单纯的中枢神经系统退行性疾病，与任何血管因素没有直接联系。部分特发性帕金森病患者存在血管病变，但这些病变的发生是巧合还是影响其临床表现的原因，尚不完全清楚。然而，随着近年来缺血性病变与退行性疾病相关性研究的逐步深入，研究人员发现帕金森病除了与原发性神经退行性过程有关外，还与多种血管机制有关。脑小血管疾病是指由各种原因引起的脑实质或软脑膜穿支动脉、微动脉、毛细血管、微静脉和小静脉病变所致的临床综合征。其患病率随着年龄的增长而增加，是全球老年人群中最常见的脑血管病，占全球脑卒中的 20%，占缺血性脑卒中的 25%，占痴呆的 45%。脑小血管疾病常与神经退行性疾病共存，帕金森病也是常见原因。脑小血管病在影像学上通常表现为腔隙性脑梗死（LI）、脑白质高信号（WMH）、血管周围间隙（PVS）、微梗死、皮质表面铁沉积及脑微出血（CMB）等。本章节就帕金森病与各种类型脑小血管病之间的关联进行总结阐述，以期加深临床医务工作者对脑小血管病与帕金森病的认识。

## 第一节　帕金森病与腔隙性脑梗死

LI 在帕金森病患者中颇为常见，接近 50% 的帕金森病患者存在 LI。LI 或腔隙卒中是指小的非皮层梗死，病灶直径为 0.2~15 mm，通常认为是由穿通动脉闭塞引起。由于大多数帕金森病患者年龄在 50 岁以上，且有一个或多个脑血管疾病危险因素，因而更容易发生无症状的颅内小血管闭塞。Song 等通过 2 年的随访研究发现，无症状的 SLI 并不会加重帕金森病患者的运动症状，但他们的研究并未关注 LI 发生的部位。基底节区是 LI 的好发部位，而位于基底节区的纹状体 SLI（striatal silent lacunar infarction，SSLI）亦是最常见的 SLI 类型。由于纹状体与黑质（substantia nigra，SN）之间的紧密解剖关系，许多研究者开始关注纹状体缺血性病变与黑质、运动障碍之间的关系。为了在体内模型中研究这种关系，Rodriguez-Grande 等在小鼠模型中模拟小鼠 SSLI，证实了合并 SSLI 后多巴胺能神经元存在进行性变性和死亡。对帕金森病患者的一项横断面研究证明，通过弥散加权成像（DWI）检测发现 SSLI 与早期帕金森病患者黑质结构变化相关。在为期一年的随访研究中发现在伴有 SSLI 的早期帕金森病患者中，随着帕金森病的进展，运动症状变得更加严重，且伴有黑质结构改变。因此，以上研究揭示，随着疾病的进展，SSLI 可能通过介导黑质的结构改变，导致帕金森病患者运动症状加重。

在另一神经系统变性疾病阿尔茨海默病的研究中，亦有学者通过横断面研究发现 LI 与 Aβ 和 tau 蛋白相关，即与血管性痴呆患者的脑脊液 Aβ42 升高及 AD 患者脑脊液 tau 蛋白降低有关。而另一项研究表明，LI 可能与增加 AD 患者血浆 Aβ40 浓度有关。然而，AD 和 LI 之间的关系在很大程度上仍然不明确。同 AD 患者一样，虽然帕金森病和 LI 有几个共同危险因素，但这些被忽视的"静息性"梗死是如何引起运动症状加重和认知障碍的目前仍不明了。同样，在帕金森病中，LI 与不同运动症状之间的关系亦不明确，还需进一步探讨。

## 第二节　帕金森病与脑白质高信号

WMH 又被称作脑白质疏松或脑白质病变，是脑小血管病的主要代表。WMH 在帕金森病患者中有高达 30%~50%的合并率，且与正常老年对照组相比，帕金森病患者的 WMH 负担更重。WMH 促进轻度帕金森病样症状向帕金森病或帕金森综合征转化，不仅加重了帕金森病患者的肌强直、运动迟缓、姿势步态异常等运动症状，还影响了患者的认知功能、抑郁、淡漠等非运动症状，更增加了运动并发症的发生。因此，重视 WMH 对帕金森病的影响对改善帕金森病患者的症状有重要意义。

WMH 的病因有多种，主要是各种血管性危险因素如吸烟、肥胖、高血压、糖尿病、高脂血症等，它们可导致动脉粥样硬化，引起脑灌注不足，继而引起脱髓鞘、轴突损伤等缺血性改变。脑脊液β淀粉样蛋白沉积加速神经炎症和氧化应激，会引起小胶质细胞的激活以及血脑屏障的破坏，血管功能障碍可能通过加速神经退行性变以及由缺血缺氧介导的脑灌注、功能和通路的损害，对帕金森病患者的大脑产生"双重打击"，最终影响帕金森病的各种症状。此外，也有研究发现帕金森病患者 NOTCH3 基因突变也增加其 WMH 负担。

根据 WMH 分布位置，WMH 可以分为脑室旁 WMH 及脑深部 WMH，不同位置的 WMH 常与不同的症状有关。在头颅 CT 中，WMH 可表现为侧脑室前、后角周围双侧对称的低密度模糊边界影，CT 值低于正常（正常值 5~10Hu）；在头颅 MRI 中，脑白质在 T1 加权成像为等、低信号，T2 加权成像及 T2 液体衰减反转恢复序列上呈点状、斑片状高信号，双侧对称、边界模糊。

WMH 可加重肌强直与运动迟缓和姿势步态异常，Lee 等发现帕金森病运动症状与 WMH 呈正相关，脑深部 WMH 主要与患者随意运动减少、动作缓慢有关，脑室周围 WMH 除了与运动迟缓有关，还会加重患者的轴性症状。3 年的跟踪随访发现 WMH 负荷的增加常伴随帕金森病患者运动障碍如肌强直和运动迟缓的加重。WMH 可加重帕金森病患者的姿势步态异常，脑室周围 WMH 可引起患者步态恶化尤其是步行速度的降低，脑室旁 WMII 体积则与患者的姿势不稳、平衡障碍、步态障碍有关。Dadar 等将纳入 PPMI 数据库的 423 名早期帕金森病患者进行对比发现，脑脊液β淀粉样蛋白水平升高会增加 WMH 的负荷，进而增加病程中出现冻结步态的风险。Chung 等进行回顾性分析发现，WMH 会增加病程中出现冻结步态的风险，进一步提出 WMH 可能是预测帕金森病运动结局的有效指标。左旋多巴诱导的运动障碍包括剂峰异动症、双相异动症和关期肌张力障碍。对早期帕金森病患者随访 5.5 年发现，WMH 越严重的帕金森病患者早期出现左旋多巴诱导的运动障碍的风险更高，这可能与 WMH 使运动皮层与基底节及小脑的连接断裂有关。

WMH 可以加重帕金森病患者的认知障碍，影响患者的执行功能、视空间功能等，常导致患者更差的注意力、工作记忆及处理速度。深部 WMH 与额叶皮质厚度降低密切相关，并进一步导致执行功能下降。多中心研究也发现前额叶和颞叶 WMH 与帕金森病患者发作性记忆障碍有关。研究认为脑室周围 WMH 与帕金森病伴轻度认知功能障碍有关，是早期帕金森病患者执行功能及视空间功能损害的标志。也有研究发现深部 WMH 与认知功能的相关性更大，尤其是对患者的语义流畅性有负面影响。纵向研究也发现基线时 WMH 越严重的帕金森病患者，其执行功能及记忆力在随访期间下降也越严重，随访终点认知功能越差的患者 WMH 负担增加也越明显。基线时 WMH 的体积（OR=1.616，$P$=0.009）、胆碱能通路 WMH（OR=1.084，$P$=0.007）与轻度认知功能障碍帕金森病患者向帕金森病伴痴呆转化独立相关。WMH 可以作为脑血管危险因素对帕金森病认知功能影响的替代指标，建议伴有 WMH 的帕金森病患者定期进行认知功能障碍的筛查。

WMH 可加重帕金森病患者淡漠、抑郁等精神症状。对不伴痴呆的帕金森病患者的跟踪随访研究发现，淡漠的严重程度与基线时 WMH 严重程度呈正相关（OR=2.223），WMH 越重，随着疾病进展出现淡漠的风险越高。弥散张量成像研究也发现白质完整性的降低与帕金森病患者的淡漠症状相关，特定区域（胼胝体膝部和体部、左侧扣带回等）的白质完整性降低有望成为淡漠的生物标志物。同样在一项纳入 431 例帕金森病患者的横断面研究中发现，帕金森病患者的抑郁程度与 WMH 显著相关。

WMH 与帕金森病患者的自主神经功能紊乱特别是直立性低血压及夜间高血压有关。这可能是由于反复的低血压导致脑灌注不足，进而造成以 WMH 为主要表现的缺血缺氧性损害，进一步加重患者的认知障碍。

WMH 影响帕金森病患者对多巴胺药物的反应性，WMH 负荷越重的帕金森病患者在急性多巴胺反应试验中轴向运动症状反应越差且 UPDRS 第三部分的得分改善也越小，这可能是由于 WMH 影响了非多巴胺能运动环路从而影响了患者的运动功能。此外，帕金森病患者在脑深部电刺激术前存在 WMH 与术后运动反应不良有关，是影响术后长期运动结局的主要术前预测因素。

WMH 目前尚缺乏特异性治疗方案，主要以戒烟、减重，控制高血压、糖尿病、高脂血症等血管危险因素及控制直立性低血压等病因治疗为主。加强对 WMH 的认识，了解其对帕金森病患者各种症状的影响，通过改变生活方式及病因治疗而延缓其出现和进展，加强对 WMH 的重视与筛查而减轻其对帕金森病患者运动功能、认知、情绪等影响，同时也减轻该类帕金森病患者心脑血管的风险，对提高帕金森病患者的长期预后有重要意义。

## 第三节  帕金森病与血管周围间隙扩大

PVS 也称为 Virchow-Robin 间隙，是包围在大脑穿孔血管周围的充满液体的空腔。MRI 可见的 PVS 被认为是脑小血管病的一种类型。同时，该间隙也是脑部胶质淋巴系统的一部分，与脑内大分子物质的引流情况密切相关。扩大的 PVS（EPVS）提示脑内代谢废物引流不良。EPVS 的影像学表现主要通过 T2 及 FLAIR 序列进行判断。这一现象除与衰老有关外，与帕金森病的发生发展亦有一定相关性。

有研究指出，PVS 参与脑内化合物及废物的清除，是代谢过程中的必经通道。研究人员向小鼠脑内注入 TR-d3（3 kDa）和 FITC-d2000（2000 kDa）两种示踪剂，发现 TR-d3 可以很容易进入脑间质，参与胶质淋巴系统的循环代谢，而分子量较大的 FITC-d2000 仍然局限于血管旁空间，即 PVS。这提示大分子物质可能较难通过胶质淋巴系统进行代谢，EPVS 可能与脑内大分子物质代谢不良有关。EPVS 也与神经胶质血管单元的受损有关。神经胶质血管单元是指血管、胶质细胞和对能量需求做出反应的神经元之间的动态连接，其中任何结构的紊乱都可能引起 EPVS 的发生。同时，EPVS 也受到传统心血管危险因素的影响。高血压患者脑内动脉异常搏动，脑脊液沿动脉周围腔内流减少，血管壁硬化导致脉压增加，脑脊液正向流动减少，反流增加，导致局部炎症和星形胶质细胞增生，进一步减少脑脊液流入脑实质。糖尿病患者脑内晚期糖基化终末产物（AGE）蓄积，导致 PVS 炎性改变，最终导致脑脊液流入实质减少。在高血压和糖尿病患者中，血管周围液体的停滞最终会扩张血管周围空间并导致液体积聚，脑脊液正常流动受到影响，大分子蛋白的清除能力减低，加之 PVS 受到炎症的影响，以上机制均会出现 PVS 引流受损，使得此类患者罹患帕金森病等神经退行性疾病的风险增加。此外，PVS 负担还与随着年龄增长的脑萎缩、炎症、血脑屏障破坏等因素有关。

随着影像学技术的发展，MRI 的清晰度逐渐提高，EPVS 这一影像学表现逐渐被人们所关注。传统的 PVS 评估主要基于 3T MRI 图像中 EPVS 的数量、大小和形状进行主观观察。EPVS 被定义为：在 MRI 影像中直径 1~3 mm 的充满液体的空间，遵循典型的血管路径，其空间在所有序列上的信号强度类似于脑脊液：T2 中为高信号，FLAIR 为低信号，且无病灶周围晕。EPVS 主要在半卵圆中心（CSO）、基底神经节（BG）、黑质（SN）和脑干（BS）的部位进行观察。研究使用人工计数的方法，对帕金森病患者 EPVS 的严重程度进行评级。在 CSO 和 BG 区域的评分中，无 EPVS 计为 0 分；≤10 个 EPVS 记为 1 分；11~20 个 EPVS 记为 2 分；21~40 个 EPVS 记为 3 分；>40 个 EPVS 记为 5 分。SN 及 BS 区域的 EPVS 以二进制方式进行评分：0 表示无 EPVS；1 表示 EPVS 可见。近年来，有学者探讨了 7T MRI 分析 PVS 的可行性，他们指出：7T 全身 MRI 可以量化大脑 EPVS 体积密度，对深部白质 EPVS 的识别更加敏锐，并且针对帕金森病早期患者 7T MRI 的特点进行了分析。然而目前开展 7T MRI 研究的可能性较小。

运动症状是帕金森病患者最突出的表现之一，黑质纹状体变性是帕金森病的核心病理特征。有研究分析了早期帕金森病患者 BG 和中脑 PVS 负荷指数与临床特征的相关性，结果显示：患者 PVS 负担与 UPDRSⅢ的评分成正相关。有学者回顾分析了 248 例无药物治疗的早期帕金森病患者（在初次评估时均行 MRI 和多巴胺转运蛋白扫描），并对首诊帕金森病患者的基底神经节 PVS 进行分析。结果显示：BG 的 PVS 扩大的数目与帕金森病患者纹状体多巴胺的摄取率成负相关，且此类患者更容易出现冻结步态，患者远期运动功能受损更加严重。其原因可能是胶质淋巴功能障碍与随后的毒性蛋白聚集物沉积和炎症反应损害了黑质多巴胺能神经元，这些神经元易受神经退行性过程的影响。研究提示，关注帕金森病患者 BG 区域的 PVS 可能对评估其病情严重程度，特别是运动症状有提示作用。

目前关于 EPVS 对帕金森病患者非运动症状的研究主要集中在认知方面。研究人员在对帕金森病伴有轻度认知障碍的患者的分析中发现：较多的 BG-EPVS 可能是认知功能下降的预测因子。我国一项针对帕金森病患者的前瞻性研究得出了与之一致的结论：帕金森病患者较高的 BG-EPVS 负担与认知障碍严重程度成正相关。然而一项基于 245 名帕金森病患者的 PPMI 数据库纵向队列研究得出相反的结论：EPVS 与帕金森病患者的整体认知之间没有显著的关联。这可能与 PPMI 数据库中患者 MRI 图像仅有 T2 加权像且清晰程度不足，导致 EPVS 计数出现误差有关。同时，此项研究还关注了早期帕金森病患者的注意处理速度：较高的 BG-EPVS 与帕金森病患者较差的注意处理速度有关。这一结果与先前在脑小血管病患者和一般人群中的研究相一致。

特发性快速眼动睡眠障碍（idiopathic rapid eye movement sleep disorder，iRBD）是提示帕金森病病情进展的预警标志。一项前瞻性研究显示：iRBD 患者 PVS 明显扩大，甚至较早期帕金森病患者更为严重。这可能是由于在帕金森病前驱期，PVS 受到炎症刺激及α-突触核蛋白的聚集，该区域通过扩大其间隙，促使代谢物排出，但随着病情的逐渐加重，更多的大分子代谢物堆积，致使 PVS 引流受阻，因此帕金森病患者 PVS 扩大减少。

帕金森病患者对左旋多巴的反应性直接影响了患者的生活质量。了解早期帕金森病患者 BG 区域 PVS 负荷指数可以预估患者对左旋多巴的反应性，BG 区域 PVS 负担与帕金森病的左旋多巴等效剂量成正相关。还有研究指出：早期帕金森病患者中，若 BG 区域存在 EPVS，则与该区域无 EPVS 的患者相比，长期随访中需要更大剂量的左旋多巴治疗。因此，关注早期帕金森病患者 BG 区域的 PVS 负担，可能对帕金森病患者的药物治疗起到指导作用。

国外学者得到一个有趣的发现，早期帕金森病患者 BG 区域 EPVS 负担较健康对照组更小，与早期帕金森病患者的疾病进展速度有关：早期帕金森病患者中较低的 BG 区域 EPVS 负担是提示病情进展更快的影像学标记物。其原因可能是：MRI 下可见的 EPVS 与脑脊液有高度的相关性，而当大量大分子代谢废物积聚在 PVS 后，阻止了全部或部分的脑脊液通过 PVS，因此 EPVS 可能减少。

对于有家族史的帕金森病患者后代，人们可能更加关注他们是否受到帕金森病的遗传。一项对健康人、特发性帕金森病、家族性帕金森病及无症状基因携带者 PVS 负担的 PPMI 数据的分析比较指出：帕金森病与非帕金森病患者（包括健康人/无症状基因携带者）比较，全脑 PVS 体积分数显著增加；家族性帕金森病与无症状基因携带者比较，全脑 PVS 体积分数增加。在局部区域层面上定量分析 PVS 体积分数的差异发现：特发性帕金森病与家族性帕金森病比较，在脑楔叶，枕外侧的 PVS 体积分数增加。家族性帕金森病与无症状基因携带者比较，眶额内侧 PVS 体积分数增加。研究提示，当对有帕金森病家族史的人群进行头颅 MRI 检查时，若该患者的眶额内侧出现显著的 EPVS，可能提示该患者有罹患帕金森病的风险或可能处于帕金森病的前驱期，应及早进行筛查。

目前对 PVS 与帕金森病之间的相关性研究大多集中在 PVS 对帕金森病患者认知及冻结步态方面的影响，特别是 BG 区域的 EPVS 与帕金森病的相关研究。BG 区域 EPVS 可能对病情进展及后续的药物治疗提供更多的指导价值。而对于 PVS 与不同临床特征帕金森病患者的相关研究较少。随着对帕金森病病理研究的逐渐深入，以及对 PVS 的更加深刻的理解和研究，帕金森病和 PVS 的更多相关性将被更多的专家学者所揭示，从而可能为寻找帕金森病的预测性影像学标志物或危险/保护因素及其治疗手段提供帮助。

## 第四节　帕金森病与微梗死

脑小血管病的有些损害在帕金森病症状出现或出现之前就已被发现。有研究指出，与一些相关的运动障碍或年龄相同的对照人群相比，脑小血管病与帕金森病之间并不是一个简单的共病关系。微梗死是脑小血管病的一种，目前认为脑部的微梗死是缺血导致的小病灶，根据美国国立神经疾病和卒中研究所与加拿大卒中网联合发布的血管性认知障碍的定义，微梗死是肉眼看不见的，需要通过组织学检查等才能发现的梗死灶。目前微梗死常在脑部尸检中发现，特别是在痴呆症患者和其他脑血管疾病的患者中。大脑微梗死会对大脑结构连接造成可测量的破坏。

目前有 3 种不同的方式可用于微梗死的检测：神经病理学检查、DWI 和高分辨率结构 MRI，但这 3 种模式都不能完全捕获大脑中的全部微梗死。目前认为神经病理是评估微梗死的参考标准，但其不能直接等同于神经影像上的微梗死定义。神经病理学检查可以发现最小的急性（<24 h）和亚急性到慢性（>24 h）的微梗死。但大多数神经病理学方法检测覆盖的大脑范围有限。在标准的脑部尸检中，只取少量样本（通常是≤20 个）加工成石蜡切片（4~6μm 厚）进行组织病理学分析，因此，在常规脑尸检中检测到一个或多个微梗死可能表明整个脑内存在数百至数千个仍未被检测到的微梗死。大多数神经病理学研究都集中在慢性微梗死上，因为这些病变与认知障碍联系更紧密，常在死亡前几个月观察到。而急性微梗死可能与死亡事件有关。一些研究报道了增强检测微梗死的免疫组织化学方法，如胶质增生的胶质纤维酸性蛋白、巨噬细胞的 CD68、人类白细胞抗原标志物和钙调蛋白。然而，这些方法的敏感性和特异性尚不清楚。

微梗死病理亚型（空洞型、狭缝型、出血型或新陈型）之间的差异尚未与特定的致病机制联系起来，但这会影响病变在 MRI 的表现和可检测性。DWI 灵敏度高，可以检测到新近的脑梗死。DWI 可以检测到非常小的直径在 1~2 mm 的微梗死，这是病理上定义为微梗死的病变的上限。然而，DWI 信号会在微梗死 2 周内衰减。因此，虽然 DWI 提供了全脑覆盖，但受检测的时间分辨率的影响。一项研究根据偶发 DWI 发现的病灶来估计每年新发微梗死的发病率。结果表明，在 DWI 上检测到一个或两个偶发的小病灶——假定是大到足以产生 DWI 信号的急性微梗死——可以反映出每年数百例任何大小的新的微梗死的发病率。高场强 7T MRI 的放射学-组织病理学相关性研究表明，在结构 MRI 扫描上可以辨别出皮质灰质中至少 1~2mm 大小的持久性微梗死（即不仅在亚急性期或急性期可见的微梗死）。7T MRI 可检测到大脑皮质区域的微梗死，但在白质中，很难将微梗死与其他病变区分开来，如 WMH、LI 和 EPVS。事实上，在皮质旁区域（直接靠近皮质灰质，而不是在皮质灰质内）的组织学检查中，外观类似皮质微梗死的病灶实为 EPVS。因此，结构 MRI 上显示的点状皮质下病变，DWI 未见异常目前不能归类为微梗死。一项研究比较了 23 名患者 7T MRI 和 3T MRI 对微梗死检出的差异，7T MRI 检测出的 27% 微梗死病变在当天进行的 3T MRI 扫描中也可见。另外，一些研究比较了 3T MRI 和 1.5T MRI 对皮层微梗死的敏感性，发现 1.5T MRI 偶尔也能观察到微梗死，因此 1.5T MRI 检查提示微梗死的可能性不容忽视。除了场强外，检测的灵敏度还取决于检查过程中使用的扫描方案。结构 MRI 上观察到的持久性皮质微梗死的形状通常与小的单穿透皮质小动脉（即垂直于皮质表面向白质边界延伸的圆柱形）的灌注区域相匹配。为在结构 MRI 上可靠地检测到皮质微梗死，理想的数据集应该包括高分辨率三维（3D）T1 加权和 3D T2 加权 MRI，以及对血液敏感的 MRI 序列，以排除类似微梗死的病变，如脑微出血。目前大多数现有的来自 1.5T 和 3T MRI 研究的数据集仅包括一次 3D T1 加权，为提高检测的准确度，建议在 T1 上辅以二维（2D）T2 加权图像，以排除类似微梗死的病变。

微梗死有多个潜在病因，包括脑淀粉样血管病、动脉硬化症、微栓子和低灌注等，但目前病因仍不明确，可能与小血管疾病、大血管疾病和心脏病等的不同病理表现有关。大多数情况下，微梗死的一些特征，如位置、大小或形状可能提示其病因。有尸检研究表明，大脑微梗死发生的部位与不同亚型的小血管疾病之间可能存在联系。相关 MRI 研究显示，大脑的顶区和额区容易发生微梗死，然而，目前的 MRI 技术不能检测出持久发生的皮质下病变和小于 1~2mm 的病变。半自动微梗死检测技术的发展，结合尸检和组织病理学检查的研究正在进行中，这些技术和研究可能会为微梗死的危险因素和病因提供更充分的数据。

脑尸检发现微梗死与生前认知功能障碍有关，但在晚年人群中，微梗死和其他共生病理在认知衰退领域所发挥的作用十分复杂。同时，微梗死与年龄、种族有很强的相关性，这些还要与共病的病理因素相加。在所有痴呆患者中，额叶、白质和基底节区均易发生微梗死。在一项包括 238 名患者的队列中，脑微梗死与痴呆有关，与血管性痴呆关系最强。特别是与较差的整体认知和较差的视觉建构能力及语言相关的任务有关。在一组缺血性脑卒中或短暂性脑缺血发作的患者中，基线时出现皮层微梗死和急性微梗死的患者在年度随访时的认知表现比无脑微梗死的患者更差，特别是在视觉空间功能领域。在一项纳入 861 名有认知障碍风险的亚洲人的研究中，通过 3T-MRI 检测发现皮层微梗死与痴呆症独立相关。皮层微梗死与执行功能、视觉记忆及言语记忆领域的整体认知和任务表现较差显著相关。同时，这些研究考虑了血管损伤和神经退化的其他标志（如萎缩）的混杂影响。此外，被诊断为神经退行性痴呆并出现自主神经功能障碍的老年人会出现更大范围的脑小血管病病理变化，其中包括微梗死。无论是路易体痴呆、帕金森病痴呆、混合性痴呆、阿尔茨海默病还是血管性痴呆，在存在自主神经功能障碍的情况下，都表现出更多的脑小血管病类型的病理改变。脑小血管病的改变可能不一定出现明显的临床症状，但它们可能会混淆运动或认知功能障碍。一项神经病理学研究对 55 名脑小血管病患者进行了尸检，发现脑微梗死与生前运动功能受损有关。脑微梗死对运动功能的影响还未见活体研究相关报道。

综上所述，微梗死与认知障碍有关，并独立于其他年龄相关的病理。然而，这种关联是否为因果关系仍不清楚，很可能是由于脑内微梗死的数量多且分布广泛，可导致功能障碍，而不会造成明显的局灶性损伤，这一点已经在动物研究中得到验证。微梗死可能在帕金森患者的认知障碍、自主神经及运动功能障碍的病理机制中都起到一定的作用，然而，近期有一项研究收集了 1089 例尸检脑组织，这些患者曾经每年都进行临床检查，且都在死亡前进行了两次或两次以上的帕金森病的有效评估，结果提示进展性的帕金森病与四种脑血管病变（大梗死、动脉粥样硬化、动脉硬化和脑淀粉样血管病）病理有关，而与微梗死无关。综上，微梗死与帕金森病之间的关系仍需进一步探索。

## 第五节　帕金森病与脑微出血

近年来，脑微出血（CMB）在帕金森病人群中逐渐受到关注。虽然脑小血管病不是帕金森病的主要表现，但 CMB 频繁出现于帕金森病人群，提示两者可能在发病机制方面存在交互作用。流行病学研究显示，帕金森病患者中 CMB 的患病率为 15%~20%，与正常老年人群相似，而年龄、高血压、直立性低血压、缺血性脑卒中、抗血小板治疗和 WMH 均与帕金森病人群 CMB 发生有关。在神经影像学分布上，帕金森病患者更多地表现为皮质微出血。在帕金森病神经病理学中常发现 Aβ，这可能是帕金森病患者发生 CMB 的重要原因之一。此外，有研究发现 CMB 大小与左旋多巴等效剂量成正相关，其原因可能为长期左旋多巴治疗可诱导血管生成，并以剂量依赖的方式增加基底节血脑屏障的通透性。然而，目前 CMB 与帕金森病患者的 Hoehn-Yahr 分级及运动功能的相关性仍存在争议。

**1.CMB 与帕金森病运动亚型**　有研究表明，皮质微出血在姿势不稳/步态障碍（PIGD）亚型的帕金森病患者中更常见，这意味着 Aβ 的病理程度可能因运动亚型的不同而存在差异。但另一项研究却认为深部（丘脑和白质）微出血与 PIGD 亚型的相关性最强，表明动脉粥样硬化可能与 PIGD 亚型帕金森病的风险增加有关，提示在帕金森病的治疗过程中，血压、胆固醇和血糖等动脉粥样硬化危险因素应得到重视。尽管目前的研究略有差异，但有充分的理由认为 CMB 与帕金森病的运动亚型之间存在关联，这提示未来可以通过磁共振成像来预测疾病的发展过程。

**2.CMB 与帕金森病自主神经功能**　血压异常是帕金森病患者最常

见的心血管自主神经功能障碍，可表现为直立性低血压、仰卧位高血压、夜间高血压或夜间血压下降（非低血压）。研究表明，直立性低血压和仰卧位高血压的存在与脑深部或幕下微出血数量增加有关，而与夜间高血压或夜间血压下降（非低血压）无关。据推测，帕金森病患者CMB可能是直立性低血压和仰卧位高血压引起的交替性脑低灌注和高灌注事件所致，提示直立性低血压和仰卧位高血压可加重帕金森病患者的脑血管损伤。因此，对帕金森病患者的血压异常进行干预可能有益于预防CMB所致的损害。

**3.CMB与帕金森病认知功能障碍**　CMB会加重帕金森病患者认知障碍，并增加帕金森病痴呆发生的风险。不同研究间对于CMB分布部位仍存在争议，有研究认为帕金森病痴呆患者更多表现为皮质微出血，而另一项研究则显示皮质、脑深部和幕下微出血间没有明显分布差异。据推测，CMB可通过多种病理生理机制导致帕金森病患者认知功能下降。首先，CMB可能直接破坏皮质下神经环路，特别是基底前脑的胆碱能投射，而胆碱能系统则通过与额叶和丘脑皮层的相互作用在持续注意力中起重要作用。其次，CMB与邻近血管壁内Aβ沉积区域存在病理相关性，Aβ负荷的增加与CMB的高发病率密切相关，这提示皮质微出血可能通过潜在的AD病理导致帕金森病患者认知功能下降。同时，皮质微出血与老年人群脑血流量的广泛减少有关，而大脑缺血缺氧状态被认为是神经退行性病变相关痴呆的重要致病机制。除此之外，短暂脑血流量减少也可促进α-突触核蛋白聚积，并导致广泛的神经细胞死亡，提示α-突触核蛋白的病理负荷也可能是CMB导致帕金森病认知功能损害的病理生理机制之一。共同的微血管病理机制提示，CMB的发生与WMH密切相关，而WMH也是帕金森病患者认知功能下降的重要血管因素。

　　CMB作为脑小血管病的表现之一，可通过多个病理生理机制与帕金森病相互影响。然而，目前对于CMB与帕金森病的研究仍相对较少，仅对帕金森病的运动分型、自主神经功能及认知功能进行了评估。因此，未来亟待更多相关研究以评估CMB与帕金森病运动功能及非运动症状之间的相关性，并且应在纵向队列中明确CMB的干预治疗对帕金森病病情改善是否有益。

## 第六节　帕金森病与表面铁质沉积症

中枢神经系统表面铁质沉积症（superficial siderosis，SS）是指含铁血黄素沉积在蛛网膜下腔或大脑、小脑、脊髓的软膜表面的一种罕见的疾病。含铁血黄素沉积是蛛网膜下腔反复或持续出血的结果，硬膜外静脉丛持续出血是蛛网膜下腔出血的来源之一，但 SS 患者一般不存在蛛网膜下腔出血的临床病史。在一项基于人群的大型回顾性研究中，纳入 1412 名参与者，发现 50~69 岁人群 SS 患病率为 0.21%，69 岁以上人群 SS 患病率为 1.43%。在脑淀粉样血管病（cerebral amyloid angiopathy，CAA）群体中，SS 发病率较高（60.5%），而在非 CAA 形式的脑出血中少见。一项记忆门诊人群队列研究结果显示，SS 患病率因人群而异：AD 患者为 5%，轻度认知障碍患者为 2%，其他类型痴呆患者为 2.5%。相比之下，其他疾病患者中未发现 SS，表明记忆门诊患者皮质表面铁质沉积症（cortical superficial siderosis，cSS）的患病率高于一般人群，但低于脑淀粉样血管病患者。在临床上，SS 分为两种类型：幕下表面铁质沉积症（infratentorial superficial siderosis，iSS）和 cSS。①iSS：主要影响幕下区域和脊髓，典型表现为缓慢进行性感音神经性听力损伤、小脑共济失调和皮质脊髓束症状。在一项前瞻性研究中发现，50%的 iSS 患者存在认知障碍，执行功能最易受损，其次是视觉识别记忆障碍；69%的患者出现情绪障碍，疾病症状持续时间与认知域受损的数量显著相关，与情绪障碍无关。iSS 的病因包括肿瘤、血管异常、损伤和硬脑膜缺损，最常见的是硬脑膜异常，常与大血管动脉病变无关，动脉内数字减影血管造影对探索 iSS 的病因没有帮助，且在对称性幕下铁质沉积症患者中，经常可以观察到持续存在的硬脊膜脑脊液漏，在此情况下应检查全脊髓 MRI 扫描。②cSS：是指脑铁质沉着仅限于幕上隔室和大脑半球的凸面，临床表现为急性脑出血（49%）、短暂性局灶性神经系统发作（transient focal neurological events，TFNE）（38%）、认知障碍（12%）、全身性癫痫发作和头痛，TFNE 是 cSS 最强烈的临床标志，且易误诊为短暂性脑缺血发作，而延误治疗。cSS 的病因包括 CAA、可逆性脑血管收缩综合征、中枢神经系统血管炎和高灌注综合征，但 CAA 是 cSS 最常见的病因。遗传学上 APOE e2 等位基因在 SS 患者中更常见，且 APOE e2/e2 和 APOR e2/e4 基因与 cSS 的存在及严重程度强相关，可能由于 APOE e2 基因相关的 CAA 血管改变和脆性在 cSS 的病理生理中具有重要作用。

**1.中枢神经系统表面铁质沉积症病理特点**　研究发现铁沉积于中枢神经系统组织，需要 5 个步骤：①血液慢性或间歇性外渗到蛛网膜下腔并通过脑脊液扩散，硬脑膜撕裂周围脆弱血管导致的慢性出血可能是一个潜在机制；②溶血；③血红素进入暴露的组织；④血红素转化为游离铁、铁蛋白和含铁血黄素；⑤神经组织损伤。同时，研究认为血红素氧合酶-1（heme oxygenase-1，HO-1）与铁蛋白共同参与了 SS 的发生机制，HO-1 的持续存在意味着中枢神经系统持续暴露于游离血红素或HO-1 基因过度敏感的转录反应，血红素铁向含铁血黄素的转化可能涉及铁蛋白生物合成的翻译和转录激活。小脑中存在伯格曼神经胶质和小胶质细胞，这两种细胞都能促进 HO-1 和铁蛋白的合成；第 8 对脑神经由中枢神经系统轴突、髓鞘和沿蛛网膜下腔走行的神经胶质组织组成，结合临床常见的小脑共济失调和感应神经性耳聋表现，其发生机制得到了解释。

**2.中枢神经系统表面铁质沉积症临床特点**　临床上 iSS 患者可表现为认知障碍，其潜在机制仍不清楚，尽管受含铁血黄素沉着影响的区域与观察到的认知损害模式一致，如在临床报告中，执行和视觉建构功能的损害可能与额叶和顶叶皮质受累有关，大脑 MRI 评估也提示额叶和顶叶皮质受累主要与铁质沉着有关。但含铁血黄素沉积程度与认知状态之间缺乏关联，这进一步支持了含铁血黄素本身不具有神经毒性且不会直接导致认知损害的假设。也有研究表明 cSS 的发生可能与间质液引流受损有关，与高的半卵圆中心 PVS 有关，但两者因果关系需要进一步前瞻性研究验证。

**3.中枢神经系统表面铁质沉积症影像学特点**　SS 可由 MRI 梯度回波 T2 加权成像（GRE-T2WI）和磁敏感加权成像（SWI）进行检测，影像学上表现为线性信号缺失。MRI 中 cSS 与组织病理学中皮质表面的铁阳性沉积相对应，代表软脑膜血管慢性出血，一定程度上解释了病因。iSS 患者脑干和小脑可见弥漫性和边缘对称的 MRI 低信号，而 cSS 患者 MRI 低信号见于大脑皮层。CAA 中 SS 成像多见于顶枕区，同时伴有其他影像学表现，如脑微出血、脑白质高信号等；隐匿性血管畸形（如海绵状瘤）中 SS 通常在后颅窝显像最明显。Carlos 等曾报告一例伴典型神经影像学 SS 特点的帕金森病患者：2 年前，患者开始出现进行性双侧听力丧失、左臂僵硬和运动迟缓，轻微宽基步态，伴姿势不稳，MRI 上提示右侧脑室体海绵状畸形和脑干、小脑蚓部、小脑叶表面低信号，且患者对左旋多巴反应性差，推测与 SS 可能导致中枢神经系统广泛病变有关，即不限于黑质纹状体系统。也有研究报告一则浅表铁质沉着症误诊为帕金森病的案例，当老年患者表现为双侧感觉神经性听力损失和步态共济失调时，将 SS 作为鉴别诊断是有必要的。

## 第七节　帕金森病与血管性帕金森综合征

帕金森病是一种原发性脑退行性疾病，但血管性帕金森综合征（VP）可由多种血管相关疾病引起。研究发现管理血管损害危险因素、预防 LI 的发生具有延缓痴呆与认知功能障碍的作用。VP 占所有帕金森症患者的 3%~5%，但由于缺乏具体的诊断标准，其准确的患病率不详。

早在 1929 年就有研究表明，帕金森病可能是由大脑中的血管变化引起的，该研究将这种疾病命名为动脉硬化性帕金森症（arteriosclerotic parkinsonism）。在随后的研究中，VP 被用来描述这种动脉硬化性帕金森症。VP 主要表现为下肢运动障碍，常出现冻结步态和姿势不稳等临床表现，随着病情的发展可能并发尿失禁、锥体束损害和认知能力下降。因此，典型的 VP 被描述为下肢性帕金森症，对左旋多巴的治疗反应差，这也是 VP 与帕金森病的鉴别要点之一。

大脑中的血管病理改变是 VP 的特征，这些变化通常是缺血性改变，在少数情况下 VP 发生在出血性病变之后，病变发生于与帕金森病相关的大脑区域，包括皮层下白质、基底节、丘脑和脑干上部。VP 的影像学异常主要包括多发区域脑梗死（发生率为 96%）、侧脑室周围和皮层下白质病变（发生率为 75%～90%）及基底节区缺血性病变（发生率为 38%～44%）。在 VP 中，基底节区的双侧缺血性病变比单侧更常见，但同时存在的脑白质损伤可能在帕金森病的发展中发挥更重要的作用，表明 VP 与白质传导束的损害密切相关。然而，有研究发现 WMH 和基底节区 LI 在没有帕金森症的老年个体中也很常见，特别是基底节区单一 LI 似乎与 VP 临床表现无关，这导致难以完全用血管因素来解释 VP 的发病机制。

脑小血管病与老年人的轻度帕金森症状（mild parkinsonian signs，MPS）相关。MPS 主要表现为运动迟缓、强直、震颤、姿势步态异常及平衡功能障碍，MPS 在老年人中较常见，发生率为 20%~30%，伴此类疾病的老年患者死亡率较同龄人群增加。由于 MPS 经常进展为 VP，因此被认为它可能是 VP 的早期症状。目前有研究探讨了 LI 与 MPS、VP 之间的关系，发现仅在 LI 数目 ≥ 3 个时，患者患 MPS、VP 的危险增加，且发生在特定解剖部位（如丘脑、额叶）的 LI 与 MPS、VP 的发生相关，表明白质传导束的完整性损害达到一定程度才会引起 MPS、VP 的发生，以及 LI 可能通过影响基底节-丘脑-额叶皮层环路，从而导致帕金森综合征。脑白质疾病和（或）动脉硬化性 LI 被认为是大多数 VP 的病因。由感染、血管炎或法布里病引起的血管病变等这些病因都非常罕见。总之，血管因素主要通过影响基底神经节或皮层下和深部白质进而影响纹状体皮层环路，导致步态障碍和以下肢症状为主要表现的 VP。遗憾的是，迄今为止针对 VP 患者的病理研究较少。

目前研究发现，纹状体区的 LI 与帕金森病的进展有关，而 LI 的部位及数量与 VP 的发生有关，但其具体机制还需深入探讨。多巴胺能药物可减轻帕金森病的症状，但不能延缓疾病进展，控制血管危险因素可能是延缓其进展的手段之一。而 VP 虽对多巴胺能药物无反应，但可以通过减少血管危险因素来延缓病程。因此，准确诊断帕金森病和 VP，探讨其与血管因素，如 LI 及 WMH 等之间的关系，对于治疗及延缓病情进展意义重大。

（承欧梅　樊海霞　蔡志友）

# 参 考 文 献

Buchman AS, Yu L, Oveisgharan S, et al. 2021. Person-specific contributions of brain pathologies to progressive Parkinsonism in older adults[J]. J Gerontol A Biol Sci Med Sci, 76:615-621.

Chan E, Sammaraiee Y, Banerjee G, et al. 2021. Neuropsychological and neuroimaging characteristics of classical superficial siderosis[J]. J Neurol, 268(11):4238-4247.

Chen H, Wan H, Zhang M, et al. 2021. Cerebral small vessel disease may worsen motor function, cognition, and mood in Parkinson's disease[J]. Parkinsonism Relat Disord,

83:86-92.

Dadar M, Gee M, Shuaib A, et al. 2020. Cognitive and motor correlates of grey and white matter pathology in Parkinson's disease[J]. NeuroImage Clin, 27:102353.

de Schipper LJ, Hafkemeijer A, Bouts MJRJ, et al. 2019. Age- and disease-related cerebral white matter changes in patients with Parkinson's disease[J]. Neurobiol Aging, 80(1): 203-209.

Dunet V, Fartaria MJ, Deverdun J, et al. 2019. Episodic memory decline in Parkinson's disease: relation with white matter hyperintense lesions and influence of quantification method[J]. Brain Imaging Behav, 13 (3):810-818.

Hilal S, Sikking E, Shaik MA, et al. 2016. Cortical cerebral microinfarcts on 3T MRI: A novel marker of cerebrovascular disease[J]. Neurology, 87(15):1583-1590.

Javierre-Petit C, Schneider JA, Kapasi A, et al. 2020. Neuropathologic and Cognitive Correlates of enlarged perivascular spaces in a community-based cohort of older adults[J]. Stroke, 51 (9):2825-2833.

Kester MI, Goos JDC, Teunissen CE, et al. 2014. Associations between cerebral small-vessel disease and Alzheimer disease pathology as measured by cerebrospinal fluid biomarkers[J]. JAMA Neurol, 71(7):855.

Korczyn AD. 2015. Vascular Parkinsonism—characteristics, pathogenesis and treatment [J]. Nat Rev Neurol, 11(6):319-326.

Kumar N. 2021. Superficial siderosis: a clinical review[J]. Ann Neurol, 89:1068-1079.

Lee Y, Ko J, Choi YE, et al. 2020. Areas of white matter hyperintensities and motor symptoms of Parkinson disease[J]. Neurology, 95 (3): e291-e298.

Linortner P, McDaniel C, Shahid M, et al. 2020. White matter hyperintensities related to Parkinson's disease executive function[J]. Mov Disord Clin Pract, 7:629-638.

Quick S, Moss J, Rajani RM, et al. 2021. A vessel for change: endothelial dysfunction in cerebral small vessel disease[J]. Trends Neurosci, 44(4):289-305.

Ramirez J, Dilliott AA, Binns MA, et al. 2020. Parkinson's disease, NOTCH3 genetic variants, and white matter hyperintensities[J]. Mov Disord, 35:2090-2095.

Sanchez-Caro JM, de Lorenzo Martínez de Ubago I, de Celis Ruiz E, et al. 2022. Transient focal neurological events in cerebral amyloid angiopathy and the long-term risk of intracerebral hemorrhage and death: a systematic review and meta-analysis[J]. JAMA Neurol, 79(1):38-47.

Si X, Gu L, Song Z, et al. 2020. Different perivascular space burdens in idiopathic rapid eye movement sleep behavior disorder and Parkinson's disease[J]. Front Aging

Neurosci, 12:580853.

Tsai HH, Tsai LK, Lo YL, et al. 2021. Amyloid related cerebral microbleed and plasma Aβ40 are associated with cognitive decline in Parkinson's disease[J]. Sci Rep, 11(1):7115.

Wardlaw JM, Smith C, Dichgans M. 2019. Small vessel disease: Mechanisms and clinical implications[J]. Lancet Neurol, 18(7):684-696.

Zarola F. 2019. Brain vascular damage in essential tremor: Observational study and statistical analysis in an affected population compared with a group with Parkinsons disease and a control group[J]. Psychiatr Disord, 3(2).

# 第七章　血压与帕金森病

　　帕金森病除了常见的运动症状外，还可表现为嗅觉减退、抑郁、睡眠障碍和自主神经功能障碍等非运动症状，其中自主神经功能障碍是帕金森病患者常见的非运动特征，其患病率为30%~40%。尽管帕金森病的自主神经功能障碍有不同的特征，但心血管自主神经功能障碍是帕金森病的共同特征，通常以血压异常为特征，如直立性低血压、仰卧位高血压、夜间高血压和餐后低血压。血压异常可以发生在所有阶段，包括前驱期，因为心脏交感神经的退化始于帕金森病的早期阶段，因此在病程早期即可出现血压异常，并导致生活质量下降、残疾和预期寿命缩短，因此需要适当的评估和管理。众所周知，帕金森病根据震颤症状可分为两种类型，以震颤为主的帕金森病及以非震颤为主的帕金森病，后者会出现更多的非运动症状，如抑郁、痴呆和自主神经功能障碍。因此，检测到患者的血压异常可能有助于早期诊断帕金森病。血压异常通常导致脑灌注减少，特征性症状包括头晕、视物模糊、跌倒和晕厥。长期血压异常会增加心血管事件的风险。因此，防治血压异常具有重要的临床意义。

　　在帕金森病患者漫长的病程中，20%~50%的患者会在不同时期出现血压异常的表现。最常见的是直立性低血压，有资料显示直立性低血压发生在一半以上的帕金森病患者中。本章节旨在阐述帕金森病患者的心血管和血压概况，并提供关于帕金森病患者血压异常诊断和管理领域的最新进展。我们总结了一些该领域的观点和下一步可能采取的治疗的前景。最新的研究表明帕金森病患者的血压调节异常在临床实践中有了新的意义。相较于慢性原发性高血压，帕金森综合征的神经源性直立性低血压和仰卧位高血压综合征很少受到人们的广泛关注。如果不及时治疗，高血压可能进一步导致心血管疾病，而低血压可能导致跌倒相关的并发症，对患者的生活质量将会带来有巨大影响。目前血压控制的效果和帕金森病心血管疾病的死亡风险还有很大的探索空间。本节通过总结多项帕金森病最新的研究，概述了帕金森病中血压的变化，以及针对这些变化可采用的最新干预手段。

## 第一节　直立性低血压与帕金森病

根据指南共识，直立性低血压是指从仰卧位到直立位或抬头倾斜3 min 内收缩压持续下降≥20 mmHg 或舒张压持续下降≥10 mmHg，伴或不伴有体位症状。直立性低血压患病率随着年龄的增长而增加，老年人群中直立性低血压的患病率为 5%~30%。因为血压是一种临床上常用的测量指标，所以人们在生活中不一定会意识到直立性低血压的患病率是随着年龄的增长而增加的，并且通常与α-突触核蛋白异常积累引起的神经退行性疾病有关，如帕金森病、路易体痴呆、多系统萎缩和纯自主神经功能衰竭。根据发病机制的不同，可分为神经源性直立性低血压和非神经源性直立性低血压。其中，老年人中非神经源性直立性低血压较多见，其病因包括血管内容量不足、血液淤积、严重贫血、服用抗高血压药物和身体功能失调等。在治疗根本原因后，患者的直立性低血压症状会显著改善或消失。少数患者直立性低血压是由于一系列原发性或继发性节后交感神经释放的去甲肾上腺素减少，继而导致直立位时血管收缩障碍所引起的，因此也被称为神经源性直立性低血压。神经源性直立性低血压常见于突触核蛋白病，该病是由α-突触核蛋白异常积累引起的神经退行性疾病。此外，高位脊髓损伤患者在坐位或直立进行康复治疗时，由于缺乏压力反射介导的脊髓交感神经激活，可能也会出现神经源性直立性低血压。目前直立性低血压也被认为是认知能力下降、心血管发病率及死亡率增加的危险因素之一。

值得注意的是，直立性低血压不是一种症状，它通常表明患者体内容量不足、外周血管收缩受损或两者兼有。当直立性低血压损害心脏水平以上器官的灌注时，尤其是大脑，会导致组织灌注不足的症状，降低患者生活质量并增加发病率和死亡率。此外，神经源性直立性低血压通常还伴有涉及其他器官系统（如肠道和膀胱）的自主神经失调。

应注意的是，测量前仰卧位应持续 5min 或更长时间，直到血压和心率稳定。直立姿势则建议保持 3~5 min。由于血压下降的幅度也取决于基线值，因此有人提出，对于仰卧位高血压患者来说，下降 30 mmHg

可能是更合适的诊断直立性低血压的标准。

前瞻性研究表明，直立性低血压是高度可变的，并受到各种因素的影响，例如环境温度、劳累程度、食物摄入和血压测量时间。因此，明确诊断需要在标准化条件下反复测量血压和观察症状。例如：一天中不同时间的血压下降幅度和症状严重程度不同，因此应在直立性血压下降更明显的早晨测量患者血压变化；若病史提示餐后低血压，则应在餐后进行复查。建议使用可以自动测量心率和血压的仪器，以便更好地检测血压变化。此外，必须评估由直立动作引起的心率变化，并记录患者的症状。如果主动站立测试为阴性或有严重运动障碍的患者，建议被动抬头。直立引起心率的变化有助于确定直立性低血压是否为神经源性。如果心率明显增加表明直立性低血压是非神经源性的。因为神经源性直立性低血压患者在站立时交感神经支配减少，从而导致心率增加远低于预期值。自主神经测试也可进一步诊断神经源性直立性低血压，如仰卧和站立时对瓦尔萨尔瓦（Valsalva）动作的血压反应和血浆中去甲肾上腺素水平。在 Valsalva 动作期间，患者在张力释放后未能表现出经典的血压 "过冲" 现象，则支持神经源性直立性低血压的诊断。站立 5~10 min 后血浆去甲肾上腺素的增加低于 2 倍，则提示压力反射介导的交感神经激活缺陷，即符合神经源性直立性低血压的诊断（表 7-1）。区分神经源性直立性低血压是由中枢神经功能障碍还是外周神经功能障碍引起的，在实际临床工作中具有重要的治疗意义。比如，由外周交感神经功能障碍引起的直立性低血压患者对去甲肾上腺素激动剂/前体的药物反应性更好，如屈昔多巴。

表 7-1　神经源性和非神经源性直立性低血压的鉴别

| | 非神经源性直立性低血压 | 神经源性直立性低血压 |
| --- | --- | --- |
| 年龄 | 65 岁及以上 | 40~60 岁 |
| 发作形式 | 多变的 | 通常是慢性的（免疫介导的病因表现为急性或亚急性） |
| 病因 | 血管内容量减少（如脱水、贫血）、血液淤积（如大静脉曲张、骨骼肌萎缩）、身体适应力下降、服用抗高血压药物、晚期心力衰竭、肾上腺功能不全 | 站立时交感神经节后神经释放，去甲肾上腺素减少 |

续表

| | 非神经源性直立性低血压 | 神经源性直立性低血压 |
|---|---|---|
| 预后 | 纠正根本原因后改善 | 慢性疾病 |
| 站立时的交感神经激活 | 增加 | 低或不存在 |
| 站立时心率增加 | 明显 | 轻度或无 |
| 心率变化（ΔHR）/收缩压变化（ΔSBP）比值 | >0.5 次/（min·mmHg） | <0.5 次/（min·mmHg） |
| Valsalva 动作中的血压过冲（第 4 阶段） | 有 | 无 |
| 站立时血浆去甲肾上腺素水平升高 | 正常或增加（至少 2 倍） | 降低或增加（不足 2 倍） |
| 自主神经衰竭的其他症状 | 无 | 便秘、泌尿功能障碍、出汗异常、勃起功能障碍（男性） |
| 伴随的神经功能缺损 | 无（或如果存在，与直立性低血压无关） | 可能没有，或可能有帕金森病、小脑体征、认知障碍、感觉神经病 |

## （一）病理生理机制

体位改变会导致身体一系列的变化，具体表现为下肢和内脏循环中相对显著的静脉淤积、回心血量减少、心室充盈减少及一过性心输出量和血压下降。在健康个体中，体位改变会诱导压力反射介导的代偿性交感神经激活和副交感神经激活减少，从而增加静脉回流、心率和血管阻力，以恢复心输出量和血压。然而，在神经源性直立性低血压患者中，其去甲肾上腺素的释放是减少的。帕金森病中的大脑退化除了出现在常见的黑质纹状体中，也会在中枢和外周自主神经系统中表现出来。其中，大脑退化引起的对激素调节的影响被认为是自主神经功能紊乱的一个重要原因。黑质纹状体通路中的多巴胺缺乏会导致运动异常，而交感神经节后神经元释放的神经递质去甲肾上腺素受损会导致直立性低血压。帕金森病患者去甲肾上腺素能系统广泛退化，因此相应脑区的去甲肾上腺素水平是下降的。早期研究表明，帕金森病患者在进行主动直立后，促进血管收缩的去甲肾上腺素释放减少，心肌交感神经显像显示帕金森病患者心肌去甲肾上腺素能神经支配明显较少。

在帕金森病中，直立性低血压的发生主要是因为在改变体位时，交感神经和心迷走神经分支中压力感受器反应失调。此外，直立性循环系统的调节是由神经和激素同时介导的，并且以时间为依赖性的形式来抵抗心脏以下的血液重力作用。中枢命令，耳石（前庭）信号和动脉压力感受性反射迅速激活交感神经导致血液外流，导致代偿性的血管收缩和心动过速。同时，血浆持续进入组织间隙使血管内容量减少。下丘脑的中枢神经通过神经垂体释放后叶加压素，即抗利尿激素。在外周，肾脏释放的肾素激活血管紧张素和醛固酮的分泌，保钠保水。通过这些增加血容量和血管收缩反应等一系列生理反应的调整以维持直立性压力，使我们可以保持站立 3 min 内收缩压不下降 20 mmHg 或舒张压不下降 10 mmHg。但是有时因为上述维持站立时收缩压和舒张压不降低各环节发生损坏，导致在站立时无法增加交感性血管收缩，致使站立 3 min 内收缩压下降 20 mmHg 或舒张压下降 10 mmHg，直立性低血压可由抗帕金森病药物和直立性压力增加所导致。抗帕金森病药物可通过削弱交感神经张力或降低外周血管阻力来增加直立性低血压的风险。在清晨可以观察到帕金森病患者的直立性压力增加，伴随核心温度的升高。在增加胸内压的活动（如排便、咳嗽）、长时间站立、劳累、酒精或碳水化合物摄入时也可观察到直立性压力的增加。直立性低血压具有潜在的严重损伤风险，因此经常恶化帕金森病患者的一般状况，并可能增加发病率、致残率甚至死亡率。

### （二）临床表现

直立性低血压患者可能出现明显的症状，也可以是无症状的，其临床表现多种多样。直立性低血压的典型症状包括头晕、视物模糊，意识丧失和晕厥，这通常与脑灌注不足有关。此外，还可能出现全身无力、疲劳、认知能力受损、腿部屈曲、头枕部疼痛、颈部和肩部钝痛（呈衣架式分布）和由于肺尖区域的通气/灌注不匹配而导致的呼吸短促。极少数情况下，即使冠状动脉未闭患者也会出现心绞痛。通常情况下，症状仅在站立时出现，躺下时症状减轻，坐位时症状较少出现。严重的患者，即使没有出现晕厥前症状或意识丧失，也无法离开仰卧位。

不少情况下，患者可能会出现类似于直立性低血压的症状，但没有明确的血压下降，包括前庭功能障碍、步态异常、酒精和药物所致的中枢神经系统抑制，以及醉酒样综合征。帕金森病患者会出现感觉不平衡和不稳定，好像有轻微的醉酒，但与酒精摄入无关。相反，尽管站立时出现血压降低，但认知障碍患者可能无法准确表达器官灌注不足的症状。

神经源性直立性低血压是慢性起病的，允许患者大脑自动调节机制发生显著适应性变化。由神经系统疾病引起的慢性神经源性直立性低血压患者通常能耐受非常低的血压，因此这些患者只有轻微症状或根本没有临床症状，但在增加直立性压力源时他们可能会发生晕厥，例如，大量富含碳水化合物的膳食、饮酒、非常温暖的天气、脱水和抗高血压药物的使用。神经源性直立性低血压患者长期卧床后则可能出现明显恶化，导致心肌萎缩。这些身体适应性的肌肉变化损害了在运动时帮助静脉回流到心脏的"肌肉泵"和左心室的收缩，从而减少了心输出量。此外，患者早晨症状常更严重，这是由于夜间压力性尿钠排泄导致早上血容量减少所致。

绝大多数的帕金森病患者生理状态下从卧位变换到立位时可出现血压明显下降，并且发生频率反复。目前在帕金森病的所有阶段都会看到这种病理性的血压下降，且帕金森病中神经源性直立性低血压的患病率随着年龄和病程的增加而增加。尽管帕金森病中神经源性直立性低血压的患病率相对较高，但并非所有患者都表现出器官灌注不足的症状。在一项针对 210 名帕金森病患者的研究中，只有 16% 的患者有症状性神经源性直立性低血压。在该研究中，有症状的直立性低血压与平均直立血压 <75 mmHg 相关，这对应于心脏水平的 90/60 mmHg。该值对检测有症状的神经源性直立性低血压的敏感性为 97%，特异性为 98%，似乎是帕金森病和神经源性直立性低血压患者脑血管自动调节的下限，低于此值的患者会出现脑灌注不足的症状。

## 第二节 仰卧位高血压与帕金森病

血压异常是帕金森病患者最常见的自主神经病变。血压异常主要分为神经源性直立性低血压及神经源性仰卧位高血压。这些情况通常共同存在于同一个患者体内，隐匿起病，常常会被医疗工作者忽略，以至于患者很难得到及时治疗，继而导致患者的平衡功能障碍。2018 年，美国自主神经科学学会和欧洲自主神经科学联合学会在共识中提出 nSH 的定义为：在患者已经被确诊神经源性直立性低血压的前提下，安静平躺休息至少 5 min 后测量血压，符合卧位收缩压 ≥140 mmHg 和（或）

卧位舒张压≥90 mmHg。与原发性高血压分级一样，nSH 可分为：①轻度，收缩压 140～159 mmHg 或舒张压 90～99 mmHg；②中度，收缩压 160～179 mmHg 或舒张压 100～109 mmHg；③重度，收缩压≥180 mmH 或舒张压≥110 mmHg。神经源性仰卧位高血压在帕金森病患者中并不少见。有研究结果显示，在帕金森病伴有自主神经功能障碍的患者中，34%～46% 的患者存在神经源性仰卧位高血压。

## （一）发病机制

神经源性仰卧位高血压的发病机制目前尚不清楚。与原发性高血压不同，患者虽然在仰卧位时血压高于正常，但是坐位血压很可能正常。应用治疗神经源性直立性低血压的药物如屈昔多巴、米多君等可能会加剧仰卧位高血压，但神经源性仰卧位高血压并非是治疗神经源性直立性低血压的并发症，未经治疗的患者也存在神经源性仰卧位高血压。

## （二）临床表现

大多数帕金森病伴有神经源性仰卧位高血压的患者没有明显症状，或是仅有一些非特异性症状如头痛等，加上神经源性仰卧位高血压一般出现在夜间，其症状更不易被察觉。研究通过对帕金森病患者行 24 h 动态血压监测发现，48% 的帕金森病患者存在夜间高血压，尤其是合并有神经源性直立性低血压的患者。长期夜间高血压会增加靶器官损害的风险，如左心室肥大、充血性心力衰竭、脑白质病变及认知功能障碍等。

# 第三节　夜间高血压与帕金森病

血压遵循昼夜节律，睡眠时比清醒时低 10%~20%。在睡眠的最初几个小时，血压降至最低，在醒来前上升。在高血压患者中，昼夜节律被保留，但在一个更高的设置点。夜间血压是休息时器官灌注所需的最低血压，夜间血压高的个体对心脏、血管结构和肾脏有负面影响。夜间血压高于 120/75 mmHg 时被认为是夜间高血压（nocturnal hypertension，NH）。

直立性低血压通常通过症状和血压计测量来诊断。24 h 动态血压监测可以提供直立性低血压患者症状和血压水平的客观相关性。一项研究表明，伴有直立性低血压的帕金森病患者，通过动态血压监测患者 24 h 的血压变化，可以发现血压的显著特征是昼夜节律逆转（93%）、餐后低血压（100%）和夜间高血压（100%）。这些发现与动态血压监测在原发性高血压患者中的发现形成了鲜明的对比。在原发性高血压患者中，昼夜节律逆转和餐后低血压发病率仅为 15% 和 2%。在这些研究中，帕金森病患者夜间高血压的频繁出现应值得临床医师注意，因为帕金森病患者通常被认为有低血压，并经常为此进行治疗。夜间高血压已被研究证明与直立性低血压患者的靶器官损伤有关。

　　夜间高血压可以通过动态血压监测来诊断。目前的指南、共识定义了两种主要的病理性夜间血压曲线，分别是非杓型和反杓型。夜间血压降低低于白天 10% 称为非杓型，然而如果夜间血压较日间升高时则称为反杓型。这些异常的血压分布在帕金森病中很常见，其中夜间高血压更为常见。夜间高血压的发生与心血管事件相关，如冠心病和脑卒中。夜间高血压还与日间直立性低血压的恶化有关，即夜间高血压的严重程度与神经源性直立性低血压的大小相关。在 2013 年的一项研究中发现，神经源性直立性低血压患者夜间血压常显示非杓型或反杓型。

　　自主神经障碍和睡眠问题是帕金森病患者常见的非运动症状。直立性低血压、夜间高血压和仰卧位高血压都是相互关联的，由自主神经系统参与扰乱昼夜睡眠觉醒周期引起。这些异常可能与不宁腿综合征（restless legs syndrome， RLS）有关，RLS 主要发生在休息或睡眠期间，是一种代表性的睡眠觉醒调节感觉运动障碍。夜间高血压经常发生在深夜或晚上，通常不会引起任何症状。研究发现帕金森病患者 RLS 与仰卧位高血压、夜间高血压和血压不稳定密切相关，提示帕金森病患者的昼夜自主功能障碍与 RLS 相关。最近有研究报道，即使是在早期未经左旋多巴治疗的帕金森病患者，其认知缺陷也与仰卧位高血压有关。通过测量夜间血压可以更可靠地测定仰卧位高血压水平。许多仰卧位高血压患者夜间血压高或血压不下降，与自主调节机制紊乱有关。夜间高血压与早期帕金森病患者的脑白质损伤有关。夜间高血压对心血管系统也有不良影响，通过过度的收缩性反应和增加动脉硬化，从而导致心脏、中央主动脉、周围血管和肾实质的亚临床损伤。RLS 可能是引起夜间高血压的一个因素。RLS、夜间高血压会增加血管交感神经活性，其次是引起末端器官损伤。研究提示，适当的 RLS 治疗可改善早期帕金森病患者的夜间高血压，并可能减轻帕金森病患者的末端器官损伤。

仰卧位高血压和夜间高血压常发生在白天晚些时候或夜间，通常无症状。尽管直立性低血压和夜间高血压通常无症状，或仅表现为模糊的疲劳和头晕症状，但最近有人认为，直立性低血压和夜间高血压的共同发生对于帕金森综合征患者的生存、认知、心脑血管结局具有负面的预后作用。

Tsukamoto 等在研究中发现，帕金森病患者一天之中会经历很大的血压波，收缩压的波动平均在 100 mmHg 左右，有时甚至超过 200 mmHg。造成血压波动的机制并不十分清楚，可能的原因包括长期较大剂量的左旋多巴的使用、自主神经功能障碍造成血压调控功能障碍、患者的焦虑及睡眠障碍等。合并高血压的帕金森病患者如果出现较大的血压波动会增加发生脑卒中、心血管事件及其他靶器官病变的风险。帕金森病患者血压波动发生的机制及如何治疗还有待于进一步研究。

血压异常早期因为症状不典型而常被忽视，严重的直立性低血压可能导致患者出现头晕、短暂的意识丧失、跌倒、骨折甚至危及生命。此外，神经源性直立性低血压、神经源性仰卧位高血压也是心脑血管事件发生的危险因素。临床医师应当早期识别患者的血压异常，完成 24 h 动态血压监测，加强对患者的教育，使其对帕金森病及其所伴发的血压异常有更加详细的了解，调整生活方式，当需要药物干预时，应特别注意兼顾神经源性直立性低血压和神经源性仰卧位高血压。

目前对于帕金森病患者，其血压控制的效果与患者心血管疾病死亡率的关系尚处未知水平。帕金森病患者的血压异常往往呈现出双向关系，治疗和控制患者的高血压以及同时控制发生的神经源性直立性低血压或仰卧位高血压也需引起关注。早期诊断和处理这一特殊群体患者的血压波动的关键首先是对患者进行完整的评估，以便最初了解患者的血压特点，其次是诊断血压波动的早期症状。医生使用正确的工具来诊断潜在的血压异常，并为患者提供合理的保守治疗的建议，再结合正确的药物治疗患者的症状。此外，医生与患者的神经科医生协作以优化帕金森病患者的治疗从而避免进一步影响患者的血压水平是十分重要的。血管紧张素 I 转化酶抑制剂（ACEI）和血管紧张素 II 受体阻滞剂（ARB）及 β 受体阻滞剂与抗帕金森病药物不会发生相互作用，目前是高血压患者的一线药物选择。最重要的是，由于帕金森病患者可能表现出双向的血压异常，建议密切监测患者血压情况，以便根据需要调整日常活动和降压治疗方案。

## 第四节 帕金森病患者血压管理与治疗

### （一）血压管理的原则和要求

非运动症状是降低帕金森病患者生活质量的重要原因。血压异常作为帕金森病患者的一种非运动症状，在进行临床管理时必须考虑到患者的整体状况，体现个体化、精准化的特点，以药物治疗为主，同时辅以必要的非药物疗法，以期使患者达到长期获益。总体而言，同帕金森病的治疗原则一样，血压管理的原则和最终目标是立足于早期诊断、早期治疗，以改善患者的症状、消除诱因、提高生活质量。

（1）初诊时常规对帕金森病患者进行血压异常病史询问，了解患者有无血管危险因素及相关家族史。

（2）初诊及病程中对帕金森病患者进行常规血压评估监测，对于有血压异常病史的患者可推荐24 h动态血压监测，并结合病史、体格检查，确定血压异常的类型，予以对症干预，推荐有能力者进行家庭血压监测并及时与医师沟通。

（3）制定及调整抗帕金森病药物治疗方案时，需要兼顾患者的血压状况及正在服用调控血压药物的相互影响。

（4）推荐神经内科医师和心血管科医师以多学科诊疗模式协作管理帕金森病患者的血压。

### （二）直立性低血压的治疗

病史和心血管自主神经功能测试能够区分神经源性直立性低血压与非神经源性直立性低血压，这对于治疗有着重要的作用。直立性低血压的治疗目标并非将患者的直立血压调节至正常水平，而是着重减轻患者症状负担，提高生活质量，降低死亡率及致残率。

**1.非药物治疗**

（1）首先应寻找并去除加重因素。纠正非神经源性病因和加重因素、改变生活方式和非药物措施是直立性低血压治疗的基石。利尿剂、硝酸盐类药物及三环类抗抑郁药会加重直立性低血压及其症状。左旋多巴和多巴胺受体激动剂也会降低血压,应基于个体风险受益评估做出相应的剂量调整。

（2）无症状型直立性低血压患者可能无需治疗或局限于非药物治疗,但应注意减少或避免高糖饮食及咖啡酒精的摄入,少食多餐。患者可规律性地进行以坐位为主的体育锻炼,增强血压调节的能力。

（3）患者改变体位时应缓慢而平稳,在由坐位或卧位变为直立位之间应稍有停留。如果患者有便秘的症状,需要及时积极干预。

（4）穿戴弹力袜可增加 15~20 mmHg 的血压,但运动症状严重的患者可能穿戴困难,此时弹性腹带可以作为替代性选择辅具。

**2.药物治疗**　非药物治疗无法缓解患者的症状时,应选择药物干预。

（1）应用肾上腺糖皮质激素治疗。氟氢可的松可增加肾脏对水钠的重吸收,从而增加血容量,激活机体对内源性儿茶酚胺的压力反应。应用时应注意增加高钾食物的摄入。

（2）应用 $\alpha_1$ 受体激动剂治疗。米多君可有效升高直立位血压,合并仰卧位高血压者应避免使用,以降低脑出血风险。

（3）应用去甲肾上腺素前体药物治疗。屈昔多巴可在体内被芳香族氨基酸脱羧酶转化为去甲肾上腺素,从而改善交感神经系统去支配化。大剂量卡比多巴可以抑制芳香族氨基酸脱羧酶,从而阻断屈昔多巴转化为去甲肾上腺素,应避免合用。

（4）应用选择性去甲肾上腺素重摄取抑制剂。以托莫西汀为代表的去甲肾上腺素转运体阻断剂可以减少神经血管接头去甲肾上腺素的清除。

（5）使用胆碱酯酶抑制剂治疗。以溴吡斯的明为代表的胆碱酯酶抑制剂,可以增强自主神经节处的胆碱神经递质传递。目前不推荐单用溴吡斯的明治疗直立性低血压,可联合其他升压药物使用。

## （三）仰卧位高血压的治疗

神经源性仰卧位高血压的治疗目标是在未加重神经源性直立性低血压的前提下降低损害终末靶器官的风险,从而降低发病率和死亡率。治疗方式包括非药物治疗及药物治疗。

**1.非药物治疗**　包括白天应尽量避免仰卧位,夜间睡眠时可适当抬高头部从而避免血压升高。睡前吃一些含碳水化合物的零食或适量饮用酒精性饮料也能降低夜间仰卧位血压，但睡前应避免服用抗神经源性直立性低血压的药物包括米多君、屈昔多巴等。

**2.药物治疗**　当患者经过非药物治疗而仰卧位血压还持续高于150/90 mmHg或已经出现终末靶器官的损害时则需行药物治疗。短效血管紧张素转化酶抑制剂（如依那普利、卡托普利）或短效血管紧张素受体阻滞剂（如氯沙坦）是比较合理的选择。可乐定能降低夜间高血压及减少利尿钠作用，但是能否带来远期收益还有待进一步研究。目前对于在帕金森病患者中神经源性直立性低血压常合并神经源性仰卧位高血压，在治疗上具有一定的挑战性：仰卧位高血压由于在夜间利尿作用会增加尿液排出，使液体大量地丢失从而减少了血容量，再加之降压药物的使用常常会加重晨起的直立性低血压，从而导致晕厥、跌倒等不良事件；直立性低血压由于升压药物的使用及补液量的增加可能会进一步加重仰卧位高血压。

（易文敏　陈　斐　王传玲　马璟曦　蔡志友）

# 参 考 文 献

Fanciulli A, Strano S, Ndayisaba JP, et al. 2014. Detecting nocturnal hypertension in Parkinson's disease and multiple system atrophy: proposal of a decision-support algorithm[J]. J Neurol, 261(7):1291-1299.

Freeman R, Wieling W, Axelrod FB, et al. 2011. Consensus statement on the definition of orthostatic hypotension, neurally mediated syncope and the postural tachycardia syndrome[J]. Clin Auton Res, 21:69-72.

Jost WH, Augustis S. 2015. Severity of orthostatic hypotension in the course of Parkinson's disease: no correlation with the duration of the disease[J]. Parkinsonism Relat Disord, 21:314-316.

Katsi V, Papakonstantinou I, Solomou E, et al. 2021. Management of hypertension and blood pressure dysregulation in patients with Parkinson's disease-a systematic review[J]. Curr Hypertens Rep, 23:26.

Kwaśniak-Butowska M, Dulski J, Pierzchlińska A, et al. 2021. Cardiovascular dysautonomia and cognition in Parkinson's Disease-a possible relationship[J]. Neurol

Neurochir Pol, 55(6):525-535.

Low PA. 2008. Prevalence of orthostatic hypotension[J]. Clin Auton Res, 18(1):8-13.

Low PA, Singer W. 2008. Management of neurogenic orthostatic hypotension: an update[J]. The Lancet Neurology, 7(5):451-458.

Metzler M, Duerr S, Granata R, et al. 2013. Neurogenic orthostatic hypotension: pathophysiology, evaluation, and management[J]. J Neurol, 260:2212-2219.

Oh YS, Kim JS, Park IS, et al. 2014. Association between nocturnal/supine hypertension and restless legs syndrome in patients with Parkinson's disease[J]. Journal of the Neurological Sciences, 344(1-2):186-189.

Palma JA, Gomez-Esteban JC, Norcliffe-Kaufmann L, et al. 2015. Orthostatic hypotension in Parkinson disease: how much you fall or how low you go? [J] Mov Disord, 30(5):639-645.

Palma JA, Kaufmann H. 2017. Epidemiology, diagnosis, and management of neurogenic orthostatic hypotension[J]. Mov Disord Clin Pract, 4(3):298-308.

Palma JA, Kaufmann H. 2020. Management of orthostatic hypotension [J]. Continuum, 26(1):154-177.

Palma JA, Norcliffe-Kaufmann L, Kaufmann H. 2016. An orthostatic hypotension mimic: The inebriation-like syndrome in Parkinson disease[J]. Mov Disord, 31:598-600.

Pathak A, Senard JM. 2006. Blood pressure disorders during Parkinson's disease: epidemiology, pathophysiology and management[J]. Expert Rev Cardiovasc Ther, 6:1173-1180.

Vij R, Peixoto AJ. 2009. Management of nocturnal hypertension[J]. Expert Rev Cardiovasc Ther, 7(6):607-618.

# 第八章　糖代谢异常与帕金森病

葡萄糖是大脑代谢所必需的能量物质，其参与了 ATP 生成、氧化应激、神经递质合成、神经功能调节和脑结构的形成与维持等方面的功能活动。其中，葡萄糖氧化所产生的 ATP 几乎供应了大脑所需的全部 ATP，而生理状况下，大脑也可获得持续不断的葡萄糖和氧气供应。

2 型糖尿病（T2DM）是一种以高血糖为特征的慢性代谢紊乱。我国大约 10% 的成年人患有 2 型糖尿病，1% 的 60 岁以上人群患有帕金森病。近年来，有证据表明帕金森病与 T2DM 之间存在联系。此前一项基于 4 项前瞻性研究的 meta 分析表明，T2DM 是帕金森病发展的潜在危险因素。芬兰的一项前瞻性队列研究发现，T2DM 患者出现帕金森病样症状的风险将增加 80%，美国的一项类似研究发现，T2DM 患者出现帕金森病样症状的风险增加了 40%。另外，有一派观点坚信，T2DM 是一种与年龄相关的疾病，会增加帕金森病的风险。T2DM 病例对照中出现帕金森病的症状证实了高血糖在帕金森病中的作用。一些队列研究、荟萃分析和动物研究表明帕金森病风险增加的原因是胰岛素抵抗。高脂饮食与胰岛素信号在调节糖代谢、氧化中的作用，帕金森病的应激，α-突触核蛋白的聚集和积累，炎症反应和线粒体功能模型和少发的帕金森病进一步将两者联系起来。尽管很少有关于帕金森病在高血糖和 T2DM 之间联系的研究，已有的研究结论也与之相矛盾，但抗糖尿病药物的改善作用、T2DM 患者的帕金森症状和抗帕金森病药物治疗的模糊结果也提示两者之间存在联系。

## 第一节　脑葡萄糖代谢的特点

神经元信号转导相关活动的能量消耗占大脑总能量消耗的 70%，而其他非信号转导相关活动的能量消耗占 30%。兴奋性神经元的能量消耗占 80%~85%，而抑制性神经元的能量消耗占 15%~20%。在大脑中，灰质的能量消耗具有明显的区域差异，且明显高于白质，而白质中非信号转导活动相关的能量消耗则高于灰质。同时，脑的功能活动和葡萄糖代谢存在高度的区域和时间关联性，即脑中活跃的区域葡萄糖代谢旺盛，脑活跃时葡萄糖代谢也旺盛。脑分解葡萄糖极为高效，清醒的成人大脑在 1~2 次突触传递或 1 次钙离子通道开闭的时间内（0.4~1 ms）即可完成葡萄糖分子从血液中摄取到完全氧化的全过程。

在脑的所有能量消耗中，$Na^+$-$K^+$-ATP 酶所消耗的能量超过 50%，但大脑获得的能量远远超出了 $Na^+$-$K^+$-ATP 酶等离子泵所需要消耗的能量。同时，局部大脑 ATP 的合成速率又与局部能量需求高度匹配，否则相应的信号传导后的功能无法正常运行。

除葡萄糖分解和三羧酸循环外，磷酸戊糖途径、糖原分解、苹果酸-天冬氨酸穿梭等途径也能提供少许能量，但更多的是在脑的其他功能方面发挥作用。

脑的葡萄糖摄取和转运主要依赖内皮细胞和星形胶质细胞中的葡萄糖转运体 1（GLUT1）和神经元中的 GLUT4。在必要时，脑的葡萄糖摄取速率可以较静息状态提高 2~3 倍，脑中的葡萄糖存量可以满足静息状态下 3~4 min 的能量需求。同时，脑的葡萄糖摄取超过脑的能量需求，使得脑的能量供应得到充分的保障，并足以应对特殊情况下的情况缺乏。进入脑中的葡萄糖可以再次返回细胞外液和血液中，也可被还原为山梨醇，或者在细胞内被磷酸化形成 6-磷酸葡萄糖，6-磷酸葡萄糖则可以通过糖酵解、磷酸戊糖途径、转化成糖原储存等形式，进一步参与脑代谢。葡萄糖经过糖酵解途径后，绝大多数通过三羧酸循环，最终参与氧化磷酸化供应能量并生成二氧化碳和水。

总的来说，脑的葡萄糖代谢包含了多个复杂而高度协调、与其功能高度整合的代谢过程，其完成代谢的速度与突触传递的速度几乎匹配，脑中不同区域的能量代谢随着年龄变化而变化，其中双侧额叶、眶回、扣带回、海马、基底节、丘脑、颞叶等部位的代谢随着年龄的增长而逐渐降低。

与肝、肾、心脏等器官类似，脑是一个高氧化活性水平的器官，并具有充足的氧化能力储备，在特定条件下，健康脑的耗氧量可以快速提升 2~3 倍并维持至少 2h，脑中单个突触末梢也可快速将葡萄糖分解和呼吸速率提高 6~10 倍。然而在正常兴奋时，脑极少使用氧化能力储备，更多是通过糖酵解来满足升高的能量需求。

## 第二节　帕金森病患者大脑葡萄糖代谢异常及可能机制

帕金森病是第二常见的神经退行性疾病，在老年人群中发病率随年龄增长呈逐渐上升趋势（在 65 岁以上人群中约占 1%）。帕金森病大脑的病理特点是黑质多巴胺能神经元丢失，其病理生理机制尚不完全清楚，线粒体功能障碍、炎症、氧化应激和自噬系统功能障碍是帕金森病发病的中心病理生理机制。其中，葡萄糖代谢障碍可能在帕金森病的发病中具有重要的作用。

研究发现，帕金森病可导致葡萄糖代谢异常，且葡萄糖代谢异常被认为可能是帕金森病的非运动症状之一。据报道，50%~80%的帕金森病患者存在葡萄糖耐量异常，甚至在帕金森病的早期，神经元已经存在葡萄糖代谢异常。

帕金森病患者在 $^{18}$F-FDG PET 检查中可表现出特征性的后颞顶、枕部，有时是额叶的葡萄糖低代谢，同时伴有壳核、感觉运动皮质和小脑的葡萄糖高代谢。早期帕金森病患者的 $^{18}$F-FDG PET 则显示双侧苍白球和黑质的葡萄糖代谢增加，单侧尾状核和壳核的葡萄糖代谢增加。

$^{18}$F-FDG PET 研究还反映出脑葡萄糖代谢与帕金森病患者治疗反应性等过程的密切关系。在晚期非痴呆帕金森病患者停用所有多巴胺能药物（关期）后和左旋多巴治疗（开期）后 1h，进行动态 $^{18}$F-FDG PET 扫描并进行定量分析发现，患者在使用左旋多巴治疗后 1h 大脑整体葡萄糖消耗量减少，但在停用多巴胺能药物的状态下大脑整体葡萄糖消耗量也有减少。同时，无论停用药物或使用左旋多巴治疗，帕金森病患者顶叶、额叶和颞叶皮质以及尾状核葡萄糖摄取均出现了显著的区域性减少。而使用左旋多巴治疗后，腹侧/眶额叶皮质和丘脑的摄取量明显减少。在患者接受了临床有效的双侧丘脑底核刺激后，外侧苍白球、上脑干、背外侧前额叶皮质和后顶叶枕叶皮质的葡萄糖代谢率增加，而眶额皮质和海马旁回的葡萄糖代谢率降低。

帕金森病患者脑葡萄糖代谢的异常还与其认知功能损害有关。$^{18}$F-FDG PET 显示痴呆和非痴呆帕金森病患者存在不同皮质区域的葡萄糖代谢低下。在帕金森病痴呆患者中，葡萄糖低代谢模式类似于阿尔茨海

默病患者的 $^{18}$F-FDG PET 结果，其葡萄糖代谢低下主要存在于后扣带回、顶叶和颞叶结合区，而前额叶皮质受累较少，初级运动区、视觉区和基底节的代谢水平保持不变。非痴呆帕金森病患者则表现出广泛的皮质糖代谢低下，并没有选择性颞顶缺损。帕金森病患者脑葡萄糖代谢的异常模式具有一定特征性，并可将帕金森病痴呆和路易体痴呆鉴别开来，尽管这两者具有相似的潜在神经生物学特征。帕金森病痴呆和路易体痴呆患者在双侧下额叶、内侧额叶和右顶叶的代谢降低模式相似，但与帕金森病痴呆患者相比，路易体痴呆患者前扣带回皮质代谢显著较高。

目前关于帕金森病与脑葡萄糖代谢减少之间关系的具体机制研究尚少。有研究认为脑葡萄糖代谢减少可导致细胞内 ATP/ADP 增加，使钾通道失活，从而调节多巴胺能神经元释放多巴胺。糖酵解中第一个产生 ATP 的酶——磷酸甘油酸激酶 1 的缺陷可导致帕金森样症状。而在帕金森病的两个大型数据库的研究中则发现，使用了可增加糖酵解和促进 ATP 生成的药物特拉唑嗪的帕金森病患者，其症状较轻、并发症较少，病情进展较慢。这提示了葡萄糖代谢降低在帕金森病中的作用。同时，也有可能是特拉唑嗪促进糖酵解，从线粒体氧化磷酸化以外的途径补充了神经元所需的 ATP，从而缓解了神经元因为帕金森病线粒体功能障碍导致的能量缺乏。

除葡萄糖代谢降低外，微环境中过高的葡萄糖也可能引起多巴胺能神经元模型和大脑中的多巴胺能神经元出现帕金森病样改变。有研究发现长时间的高葡萄糖处理可以通过酪氨酸激酶（Fyn）依赖途径等导致多巴胺能神经元凋亡通路激活，进而引起多巴胺能神经元凋亡。

## 第三节　糖尿病与帕金森病

糖尿病通常与帕金森病互为共病，糖尿病可升高帕金森病的发病风险，同时糖尿病患者中也存在与上述帕金森病相似的病理生理机制异常，提示两种疾病可能存在生物学上的联系。一项来自奥地利纳入 180 万名糖尿病患者的全国范围大数据研究发现 1 型糖尿病（HR：2.3，95%CI：1.9~2.7）和 2 型糖尿病（HR：1.5，95%CI：1.4~1.6）均与帕金森病发病存在明确的相关性。而英国一项纳入超过 200 万名 2 型糖尿病患者和 600 余万名参考队列患者的大型回顾性队列研究发现 2 型糖尿病患者帕金森病的发病率较参考队列更高，危险比为 1.32（95% Cl：1.29~1.35）。虽然大多数研究结果均支持糖尿病与帕金森病之间的密切联系，但也有研究并未发现两者之间存在相关性，甚至有研究得到了相反的结论。值得注意的是，有研究发现糖尿病患病时间与帕金森病风险之间存在剂量-反应关系，只有那些持续时间较长的糖尿病（通常 5 年以上）才可能成为帕金森病发病的危险因素。近期，一项综合了高质量队列研究数据的 meta 分析发现，糖尿病可将帕金森病的发病风险升高 1.21 倍，总的来说，糖尿病与帕金森病发病风险增高存在较确切的关系。同时，这些研究中，环境因素和种族因素也可能影响了研究的结果。

**1.糖尿病与帕金森病特定的表型相关**　糖尿病也可能对帕金森病的表型和疾病进展产生修饰作用，帕金森病合并糖尿病通常预示着更严重的运动症状，更差的多巴胺反应性，以及认知功能损害。越来越多的研究发现，作为糖尿病的标志，高血糖参与了帕金森病的病理生理机制的形成，比如高血糖可抑制多巴胺能神经元的放电和多巴胺的释放，并抑制多巴胺能神经元的产生，慢性高血糖还可产生氧化应激导致黑质多巴胺能神经元变性，临床研究也发现高血糖与帕金森病的发生和发展有关。一项回顾性队列研究发现糖尿病前期（糖化血红蛋白为 5.7%~6.4%）与帕金森病发病风险升高独立相关（HR：1.07，95%Cl：1.00~1.14）。另一项来自韩国的大型队列研究发现，单纯空腹血糖升高即可将帕金森病的发病风险升高 1.185 倍，而空腹血糖变异性过大也与帕金森病发病风险升高有关，空腹血糖变异性每升高 1 个单位，帕金森病发病风险将升高 9%。然而高血糖与帕金森病发病的病理生理机制远未厘清，在基础实验中研究高血糖在帕金森病中的作用机制，并重视临床帕金森病患者中高血糖的识别，将有助于帕金森病的预防和治疗。

**2.胰岛素抵抗与更严重的帕金森病表型有关**　研究认为，糖尿病与帕金森病联系的核心是胰岛素抵抗，据报道，高达 58.4%的帕金森病患者存在胰岛素抵抗，而胰岛素抵抗与更严重的帕金森病表型有关，并且可加速疾病的进展，增加帕金森病痴呆的风险。

**3. 胰岛素能够促使多巴胺能神经元生长、增殖和抗凋亡**　脑干腹侧被盖部及黑质的多巴胺能神经元存在众多胰岛素受体，提示胰岛素在黑质及腹侧被盖部存在着自己的信号通路。最新研究发现，胰岛素在中枢神经系统作为一种神经营养因子，与胰岛素受体抗体结合后可偶联下游信号传导系统，发挥促使多巴胺能神经元生长、增殖和抗凋亡的作用。研究表明，外周胰岛素可经过中枢神经系统的胰岛素受体介导，快速透过血脑屏障进入脑内。当2型糖尿病患者出现胰岛素抵抗时，血液中的胰岛素水平升高，可迅速提高脑内胰岛素水平。但是长期的高胰岛素血症可使血脑屏障上的胰岛素受体表达下降，进入脑内胰岛素水平下降，最终加快多巴胺能神经元凋亡，促使帕金森病的发生和发展。动物实验表明，慢性血糖升高可以减少纹状体多巴胺的运输，同时降低突触后多巴胺受体的敏感性。此外，在帕金森病患者中观察到的葡萄糖调节异常可能是由于β细胞衰竭，因为患者无法提高胰岛素分泌以应对血糖升高。有趣的是，β细胞的增殖和功能都受到自主神经系统的调节。帕金森病患者的自主神经障碍可能导致β细胞功能障碍和胰岛素水平不足以应对高糖水平。

**4. 胰岛素可能通过其受体（IR）在神经保护中发挥关键作用**　该受体激活胰岛素受体底物（insulin receptor substrates，IRS）1和IRS 2。胰岛素与IR/IRS结合后可刺激多种下游信号。胰岛素受体在基底节和黑质中表达，这是帕金森病患者大脑中受影响最严重的区域。年龄是帕金森病的最大危险因素，而正常情况下随着年龄增长外周胰岛素受体敏感性也逐渐降低。研究表明，随着年龄的增长，大脑中胰岛素受体的mRNA水平下降，尤其是下丘脑、皮质和海马。然而，这种与年龄相关的胰岛素信号的生理性下降似乎在帕金森病中得到了加强。研究表明，与年龄匹配的对照组相比，帕金森病患者的黑质致密部（SNc）胰岛素受体的mRNA显著缺失，胰岛素抵抗增加。此外，在基底节和黑质中也发现丝氨酸残基处胰岛素受体底物磷酸化水平增加（使胰岛素信号失活）。这些变化可能先于多巴胺能神经元的死亡。据报道，胰岛素样生长因子-1（insulin-like growth factor-1，IGF-1）与帕金森病发病相关，Godau等和Mashayekhi等研究证实新诊断的帕金森病患者血清和脑脊液中的IGF-1水平升高。一种理论认为，脑脊液中IGF-1水平的升高是由长期的小胶质细胞激活产生的，作为对帕金森病退行性改变的反应，但这一点仍有待证实。

**5.帕金森病患者与阿尔茨海默病患者的胰岛素抵抗机制类似**　在轻度认知障碍患者中，将胰岛素应用于患者的海马组织，与其他健康脑区组织相比，海马组织中IR-IRS-1-PI3K/AKT通路的激活更少。这些发现与丝氨酸残基 636 和 616 处 IRS-1 磷酸化水平升高有关。丝氨酸残基上 IRS-1 的磷酸化可阻止胰岛素/IGF-1 与 IR 结合及激活下游效应器。其他研究也证明 IRS-1 pSer312 和 pSer616 水平升高与阿尔茨海默病患者的神经元胰岛素抵抗有关。帕金森病患者壳核神经元中 IRS-1 pSer312 的水平升高，而帕金森病痴呆患者的海马组织中也发现了 pSer616 的水平升高，这些发现提示了帕金森病患者的胰岛素抵抗可能与阿尔茨海默病患者的胰岛素抵抗具有类似机制。此外，尽管胰岛素抵抗并不直接导致神经元的低代谢，但胰岛素能够通过某些信号通路调节葡萄糖转运体 1 的水平，从而影响葡萄糖的转运和糖原合成，促进细胞存活和抗凋亡。

## 第四节　帕金森病动物模型葡萄糖代谢与胰岛素抵抗的相关实验

近期一项研究发现，在 6-OHDA 诱导的帕金森病大鼠模型中，血清胰岛素浓度约降低了一半，这种现象提示帕金森病可能存在对胰岛素的自身免疫反应，同时也揭示了帕金森病患者体内胰岛素平衡受损与神经变性过程有某种内在联系。同样，在 6-OHDA 毒素模型和过度表达α-突触核蛋白的转基因小鼠中，多巴胺缺失的纹状体中丝氨酸残基处磷酸化 IRS 的水平增加。可以合理推断，维持 IRS-1 的稳定性可能在帕金森病胰岛素抵抗的病因中发挥关键作用。而有趣的是，抗组胺药氯环利嗪（氯苯甲嗪）被发现可通过增加糖酵解来抵消 6-OHDA 毒素对 SH-SY5Y 细胞和大鼠皮层的神经毒性作用，这提示了葡萄糖代谢在帕金森病机制中的重要作用。MPTP 帕金森病小鼠模型中 GLUT1 的定位和水平没有改变，在出现多巴胺能神经退行性变后，GLUT1 的水平没有改变，这提示帕金森病中神经元葡萄糖摄取减少可能是通过其他葡萄糖转运体实现的。葡萄糖则可抵消 MPTP 导致的神经毒性作用。特拉唑嗪可以通过刺激糖酵解、增加 ATP 生成，改善鱼藤酮、MPTP 和 6-OHDA 毒素模型导致的神经退行性改变，改善模型的帕金森样行为学症状。甚至在基因工程诱导的 *LRRK* 突变、*LRRK2* 突变、*PINK1* 突变和α-突触核蛋白过表达的帕金森病模型中，特拉唑嗪也可以改善帕金森病的症状。

发展干预措施以减缓或阻止帕金森病的进展是患者和研究人员的重要任务。到目前为止，还没有明确的证据表明药物对帕金森病有改善的作用。帕金森病的一系列病理生理过程可能在疾病进展的不同阶段发生。由于这些相互交织的通路的复杂性和由此导致的临床表型的异质性，对于一些个体来说，需要采取针对性的疗法。通过对通路缺陷和靶标参与的客观测量，客观量化个体对特定疾病修饰方法的反应程度的方法取得了进展。目前，基因分型只能识别帕金森病的一小部分异质性。利用蛋白组学、代谢组学等技术测量α-突触核蛋白的病理种类、神经炎症、线粒体和溶酶体功能障碍，甚至对个体的肠道微生物组学检测可以更好地预测个体对药物的反应，这种技术远远超出了简单的基因分型。

除了以上干预措施外，环境影响和饮食变化也是包括神经退行性疾病在内的多种疾病的危险因素。有研究团队设计了一项随机对照试验，比较低脂、高碳水化合物饮食与生酮饮食在医院门诊帕金森病患者中的可行性、安全性和有效性。最后得出结论：帕金森病患者维持低脂或生酮饮食8周是合理且安全的。两组患者的运动和非运动症状均有显著改善，生酮组在非运动症状方面表现出更大的改善。因此，饮食控制可能影响帕金森病的运动和非运动症状。研究表明，过高的葡萄糖环境可能导致神经元和动物模型大脑出现帕金森病样改变。在高葡萄糖饮食喂养的大鼠和高葡萄糖处理的反式维甲酸诱导 SH-SY5Y 细胞中，均发现了高葡萄糖可以诱导模型出现细胞凋亡，提示了高葡萄糖环境在帕金森病机制中的可能作用。另外，糖尿病动物模型在运动和行为方面也表现出对多巴胺激动剂的抵抗作用。因此，饮食干预可能为预防或改善帕金森症状提供了潜在靶点。

（陈莉芬　温　杰）

# 参考文献

Athauda D, Foltynie T. 2016. Insulin resistance and Parkinson's disease: A new target for disease modification? [J]. Progress in Neurobiology, 145: 98-120.

Aviles-Olmos I, Limousin P, Lees A, et al. 2013. Parkinson's disease, insulin resistance and novel agents of neuroprotection[J]. Brain, 136(Pt 2): 374-384.

Cheong JLY, de Pablo-Fernandez E, Foltynie T, et al. 2020. The association between type 2 diabetes mellitus and Parkinson's disease[J]. J Parkinsons Dis, 10(3): 775-789.

Chohan H, Senkevich K, Patel RK, et al. 2021. Type 2 diabetes as a determinant of

Parkinson's disease risk and progression[J]. Mov Disord, 36(6): 1420-1429.

Chung HS, Lee JS, Kim JA, et al. 2021. Fasting plasma glucose variability in midlife and risk of Parkinson's disease: A nationwide population-based study[J]. Diabetes Metab, 47(3): 101195.

De Pablo-Fernández E, Breen DP, Bouloux PM, et al. 2017. Neuroendocrine abnormalities in Parkinson's disease[J]. J Neurol Neurosurg Psychiatry, 88(2): 176-185.

De Pablo-Fernandez E, Goldacre R, Pakpoor J, et al. 2018. Association between diabetes and subsequent Parkinson disease: a record-linkage cohort study[J]. Neurology, 91(2): e139-e142.

De Pablo-Fernandez E, Sierra-Hidalgo F, Benito-León J, et al. 2017. Association between Parkinson's disease and diabetes: Data from NEDICES study[J]. Acta Neurol Scand, 136(6): 732-736.

Dienel GA. 2019. Brain glucose metabolism: integration of energetics with function [J]. Physiol Rev, 99(1): 949-1045.

Gao SS, Duan CL, Gao G, et al. 2015. Alpha-synuclein overexpression negatively regulates insulin receptor substrate 1 by activating mTORC1/S6K1 signaling[J]. Int J Biochem Cell Biol, 64: 25-33.

Hogg E, Athreya K, Basile C, et al. 2018. High prevalence of undiagnosed insulin resistance in non-diabetic subjects with Parkinson's disease[J]. J Parkinsons Dis, 8(2): 259-265.

Jeong SM, Han K, Kim D, et al. 2020. Body mass index, diabetes, and the risk of Parkinson's disease[J]. Mov Disord, 35(2): 236-244.

Klimek P, Kautzky-Willer A, Chmiel A, et al. 2015. Quantification of diabetes comorbidity risks across life using nation-wide big claims data[J]. PLoS Comput Biol, 11(4): e1004125.

Labandeira CM, Fraga-Bau A, Arias Ron D, et al. 2021. Diabetes, insulin and new therapeutic strategies for Parkinson's disease: Focus on glucagon-like peptide-1 receptor agonists[J]. Front Neuroendocrinol, 62: 100914.

Marques A, Dutheil F, Durand E, et al. 2018. Glucose dysregulation in Parkinson's disease: Too much glucose or not enough insulin? [J] Parkinsonism Relat Disord, 55: 122-127.

Mollenhauer B, Zimmermann J, Sixel-Döring F, et al. 2019. Baseline predictors for progression 4 years after Parkinson's disease diagnosis in the De Novo Parkinson Cohort (DeNoPa)[J]. Mov Disord, 34(1): 67-77.

Ou RW, Wei QQ, Hou YB, et al. 2021. Effect of diabetes control status on the progression of Parkinson's disease: A prospective study[J]. Ann Clin Transl Neurol, 8(4): 887-897.

Pagano G, Polychronis S, Wilson H, et al. 2018. Diabetes mellitus and Parkinson disease[J]. Neurology, 90(19):e1654-e1662.

Phillips MCL, Murtagh DKJ, Gilbertson LJ, et al. 2018. Low-fat versus ketogenic diet in Parkinson's disease: a pilot randomized controlled trial [J]. Movement Disorders, 33(8): 1306-1314.

Rhee SY, Han KD, Kwon H, et al. 2020. Association between glycemic status and the risk of Parkinson disease: a nationwide population-based study[J]. Diabetes Care, 43(9): 2169-2175.

Rhee SY, Lee WY. 2020. Association between glycemic status and the risk of Parkinson disease: a nationwide population-based study[J]. Diabetes Care, 43:2169-2175.

Sánchez-Gómez A, Díaz Y, Duarte-Salles T, et al. 2021. Prediabetes, type 2 diabetes mellitus and risk of Parkinson's disease: A population-based cohort study[J]. Parkinsonism Relat Disord, 89: 22-27.

Steinbusch L, Labouèbe G, Thorens B. 2015. Brain glucose sensing in homeostatic and hedonic regulation[J]. Trends Endocrinol Metab, 26(9): 455-466.

Torres-Aleman 1. 2010. Toward a comprehensive neurobiology of IGF-I[J]. Dev Neurobiol, 70(5): 384-396.

Vijiaratnam N, Simuni T, Bandmann, et al. 2021. Progress towards therapies for disease modification in Parkinson's disease[J]. The Lancet Neurology, 20(7):497-584.

Willette AA, Johnson SC, Birdsill AC, et al. 2015. Insulin resistance predicts brain amyloid deposition in late middle-aged adults[J]. Alzheimers Dement, 11(5): 504-510.

Willette AA, Bendlin BB, Starks EJ, et al. 2015. Association of insulin resistance with cerebral glucose uptake in late middle-aged adults at risk for Alzheimer disease[J]. JAMA, 72(9): 1013-1020.

# 第九章　胆固醇与帕金森病

帕金森病是常见的神经系统变性疾病。帕金森病的病因及发病机制十分复杂，在一定程度上胆固醇及其代谢产物可能参与了帕金森病的发生、发展过程。胆固醇在大脑中含量丰富，脑内胆固醇及其代谢产物可参与神经系统病变的病理过程，导致神经退行性改变。帕金森病患者较高的低密度脂蛋白胆固醇水平，与患者运动和执行功能丧失的速度较慢有关，这说明胆固醇可能是帕金森病的危险因素之一。

帕金森病的发病机制可能和胆固醇与α-突触核蛋白的异常相互作用有关，导致其有害聚集并导致多巴胺能神经元的丧失。帕金森病患者脑内胆固醇代谢的显著变化，年轻人和中年人的高总胆固醇水平可以像低水平的低密度脂蛋白胆固醇一样促进帕金森病的发展。帕金森病的发生与胆固醇存在密切关联，但其结论尚不一致，本章节将从胆固醇及其代谢产物与帕金森病的相关性进行阐述。

## 第一节　胆固醇概述

胆固醇是第一个从动物脂质中分离出来的类固醇，由化学家 M.E. Chevreul 于 1815 年发现。胆固醇被归类为一种脂质，是细胞膜的重要成分之一，在维持细胞膜结构完整性和跨膜信号传递中起着重要作用，因此对维持人体生命健康也是至关重要的。在人类，胆固醇约占细胞质膜含量的 50%，是多种细胞功能所必需的，包括形成脂筏、保持磷脂膜的通透性和流动性、调节蛋白质和受体功能、调节膜运输等，并且可以作为类固醇激素、胆汁酸和维生素 D 生物合成的前体来发挥作用。由于胆固醇功能的特殊和多样性，胆固醇的微小变化都有可能显著扰乱细胞膜内的功能。自 20 世纪 70 年代他汀类药物最初从微生物中分离出以来，他汀类药物在各种形式的心血管疾病的一级和二级预防中的具体用途有了迅速增长，因为胆固醇的平衡失调是心血管疾病的基础。目前的研究表明，胆固醇的平衡失调也是神经退行性疾病和癌症的基础。

　　胆固醇是神经元维持正常生理功能所必需的，是细胞膜的主要成分和类固醇激素的前体，所以无论是在发育阶段还是在成年阶段，胆固醇对神经元的生理都是必不可少的。神经元需要在大量轴突、树突和突触的膜表面建立，包括突触后棘和突触前小泡，在这两个部位都可检测到显著的高胆固醇含量。胆固醇超载经常发生在成年神经元上，因为它们主要依赖于外源性胆固醇，并且主要是星形胶质细胞产生过量的胆固醇来满足成年神经元的功能需求。胆固醇耗竭会损害培养神经元中突触小泡的胞吐，极大地减少由突触小体释放的钙离子诱发的神经递质，并改变突触前可塑性事件。胆固醇还可以通过其生物活性氧化产物——氧固醇影响细胞功能。

　　胆固醇的主要功能包括调节离子通透性、细胞形状、细胞-细胞相互作用和跨膜信号等，大脑中的胆固醇更是占人体总胆固醇的很大一部分，一直以来胆固醇相关基因突变的遗传性疾病都会导致早期生命中大脑功能受损。因此，为确保大脑的正常功能，胆固醇的含量必须严格控制。

　　近来研究表明，神经退行性疾病包括阿尔茨海默病（AD）、帕金森病（PD）、亨廷顿病（HD）和其他老年时出现的非典型认知障碍均与大脑中的胆固醇代谢障碍有关。而胆固醇代谢紊乱在神经退行性疾病发病机制中的具体作用尚未完全阐明。

　　他汀类药物是一类降脂药物，已有报道对神经退行性疾病有积极作用。亲脂性他汀类药物可以通过直接降低星形胶质细胞、神经元和少突胶质细胞膜上的胆固醇水平而减轻帕金森病导致的行为障碍和认知功能障碍。虽然没有确切的潜在病理假说可以解释他汀类药物的使用是怎样减少帕金森病发生的，但它与多种因素有关，如遗传多样性、氧化应激、进行性神经炎、年龄等。而且他汀类药物的亲脂性也可能决定副作用的程度，特别是那些影响肌肉和中枢神经系统功能的副作用，也可以解释不同临床试验得出的不同结果。

　　细胞胆固醇合成是一个复杂的资源密集型过程。胆固醇的从头合成主要发生在内质网（ER），新合成的胆固醇迅速从内质网转移到质膜。合成过程主要是 ATP 依赖性的，但不依赖于高尔基体途径。

　　大脑中含有胆固醇占人体所有胆固醇的 23%，在大脑中，很大一部分胆固醇存在于髓鞘中，髓鞘由少突胶质细胞形成，以隔绝轴突。人脑中的胆固醇浓度约为 23 mg/g 脑组织。脑胆固醇主要参与质膜和轴突髓鞘的形成。此外，它大量存在于突触膜上，有助于神经电信号的传递。富含胆固醇的髓鞘可以作为绝缘体来提高神经传导速度。神经元和星形胶质细胞可能也含有大量的胆固醇，以维持其复杂的形态和突触传递。但是，因为血脑屏障可阻止富含胆固醇的脂蛋白进入，所以中枢神经系统中的所有胆固醇都是自己制造的。完整的胆固醇合成过程主要发生在内质网。在内质网中，乙酰辅酶 A 首先被 3-羟基-3-甲基戊二酰辅酶 A（HMG-CoA）合成酶催化生成 HMG-CoA，这是胆固醇合成中不可逆转的步骤，随后，在 HMG-CoA 还原酶的作用下，HMG-CoA 被转化为甲基戊酸、3-异戊烯基焦磷酸盐、法尼基焦磷酸盐、角鲨烯和羊毛甾醇。羊毛甾醇合成后，有两条途径被认为参与了大脑中胆固醇的合成。在星形胶质细胞的 Bloch 通路中，24-脱氢胆固醇还原酶（DHCR24）最终将 Desmosterol（DE）转化为胆固醇。神经元中的 Kandutsch-Russel 通路主要包括前体催产素（LT）和 7-脱氢胆固醇（7D）。最后，在 7-脱氢胆固醇还原酶的作用下，7-脱氢胆固醇被转化为胆固醇。并且当髓鞘形成过程达到顶峰时，合成速度最快。髓鞘形成后，胆固醇合成效率下降约 90%，主要发生在少突胶质细胞和星形胶质细胞，尤其是星形胶质细胞。但是同时也是因为血脑屏障的完整，胆固醇在大脑中的新陈代谢与身体的其他部分是分开的。成人大脑中胆固醇的新陈代谢保持非常低的周转率和最小的损失。胆固醇在成人大脑中的半衰期为 6 个月到 5 年。相比之下，血浆胆固醇的半衰期只有几天。内质网中的胆固醇水平比质膜中的胆固醇水平变化更大。事实上，内质网的环境会影响细胞的总胆固醇水平。

　　脑中胆固醇代谢的调节因子有很多，主要包括以下 3 种：①脑中的载脂蛋白 E（ApoE）。ApoE 的主要功能是参与维持胆固醇动态平衡。当中枢神经系统发生神经损伤时，胶质细胞合成的 ApoE 增加了 150 倍。脑细胞之间也存在着 ApoE 的动态交换，它不仅是细胞外胆固醇和其他脂类的主要运输蛋白，并且介导了胆固醇交换发生在中枢神经系统神经元和非神经元细胞之间。ApoE 在大脑中的稳定性需要与血脂的联系。②中枢神经系统脂蛋白脂化中的三磷酸腺苷结合盒（ABC）转运体。中枢神经系统中主要有 3 种 ABC 转运蛋白（ABCA1、ABCG1 和

ABCG4），ABCA1 是维持胆固醇稳态的关键分子。胆固醇代谢产物 24-OHC 可上调 ABCA1 的表达，进而介导脑内胆固醇外流，影响全脑胆固醇的动态平衡。ABCA1 在神经元和神经胶质细胞中都有表达，但在神经元中的表达水平远远高于神经胶质细胞。神经元和神经胶质细胞特异性 ABCA1 缺乏导致 ApoE 脂化不良，并显著降低胆固醇水平、脑和脑脊液中 ApoE 水平及脑脊液中含有 ApoE 的脂蛋白的水平，这表明脂化不良的 ApoE 被更快地清除。这也可能表明 ApoE 的分解代谢增强是由于脂肪作用不足。③中枢神经系统中的低密度脂蛋白受体家族。中枢神经系统中发现了多种低密度脂蛋白受体家族的脂蛋白受体，包括低密度脂蛋白受体、极低密度脂蛋白受体、ApoER2/LRP8、LRP4、LRP、LRP2、LRP1B、LRP5/LRP6 和 LRP11/SORL1。其中，低密度脂蛋白受体和 LRP1 是脑内摄取载脂蛋白颗粒的主要受体。LRP1 和 LDLR 的主要区别是后者在神经胶质细胞中的表达高于神经元，但 LRP1 在神经元中的表达高于神经胶质细胞。由于其快速的内吞速率，LRP1 似乎具有最高的 ApoE 运输能力。ApoE 与脂质结合可能通过细胞间信号通路诱导强大的抗细胞凋亡作用，保护细胞免受神经退行性变的影响。

当胆固醇合成超过细胞需求时，就会出现净胆固醇排泄。过高的胆固醇通过各种途径来维持正常水平。已经确定了胆固醇转化的三条途径：第一条途径，在内质网中以脂滴的形式储存；第二条途径，过量的胆固醇通过 ABC 转运体成员，特别是 ABCA1 释放；第三条途径，胆固醇被羟化为 24-羟基胆固醇（24OHC），更快地通过脂膜，如血脑屏障。

胆固醇的结构和代谢功能，对人体的生命健康至关重要。此外，据报道，胆固醇稳态与男性生育能力高度相关。即使胆固醇的微小变化也可能显著扰乱细胞膜内的功能。胆固醇及其衍生物具有多种生物活性，如抗癌活性、抗炎活性、抗微生物活性、抗精神病活性、抗氧化活性和载药活性。此外，胆固醇的氧化衍生物——氧化甾醇也会影响细胞功能。①抗炎活性：低浓度的高密度脂蛋白胆固醇是慢性炎症的一个指标。适应性免疫和炎症是通过代谢中间产物胆固醇生物合成和氧固醇来调节的。7-酮-胆固醇和 25-羟基-胆固醇，能够通过促进人类中性粒细胞产生 ROS 来激活促炎效应。②抗精神病药物活性：胆固酮被用作治疗脑卒中患者的潜在药物。一些氧固醇是帕金森病病理生理学的潜在生物标志物或治疗靶点。胆固醇通过合成和排泄平衡，支持大脑功能和行为，以及中枢神经系统（CNS）的生长和分化。③抗氧化活性：胆固醇-硝酮结合物对脂质氧化具有良好的保护作用。一种与胆固醇相关的硝酮衍生物对光诱导的视网膜退化具有很好的抗氧化作用。与天然抗氧化剂维生素 C 相比，11-烷酸胆固醇对 1,1-二苯基-2-三硝基苯肼（DPPH）自由基、超氧阴离子自由基、过氧化氢和一氧化氮自由基具有更好的清除活性。

## 第二节　胆固醇在帕金森病中的作用

帕金森病是一种进行性神经退行性疾病，以黑质多巴胺能神经元的丢失和α-突触核蛋白的积聚为特征。在生理衰老过程中，中枢神经系统也会发生脂质稳态的变化。有体内研究表明，脂类[酶促或自氧化形成的胆固醇，氧化的胆固醇产物（氧化甾醇）]、调节胆固醇水平的药物的使用与帕金森病的发展之间存在关系。了解胆固醇在帕金森病中的作用将有助于确定治疗帕金森病的新靶点。

血清胆固醇包括低密度脂蛋白胆固醇（LDL-C）或高密度脂蛋白胆固醇（HDL-C）和总胆固醇（TC）。到目前为止，已发表的研究在一组不服用他汀类药物的人群中评估 LDL-C 与帕金森病的相关性仍然有限，并存在争议。结果表明 LDL-C 可能与帕金森病的发生和认知功能的年龄相关性改变有关，而较高的 LDL-C 可能会改善精细运动功能。与帕金森病相关的极低密度脂蛋白胆固醇能够促进可识别的胆固醇-认知关系。

然而，先前的证据也支持高血清胆固醇和低帕金森病发生之间的联系，这意味着高血清胆固醇在延迟帕金森病的发生方面起到有利的作用。基于类似的前提，极低密度脂蛋白可能与帕金森病的进展有关。血清胆固醇水平不代表组织或细胞中的胆固醇水平。虽然血清胆固醇可能对帕金森病的发生和发展有一定的影响，但低密度脂蛋白可能只是帕金森病的触发因素。因此，了解 LDL-C 与帕金森病之间的潜在联系可能更有临床价值。

在帕金森病中，胆固醇可能通过各种副作用，如氧化、炎症和细胞死亡，有助于疾病的病理生理学进展，特别是α-突触核蛋白的积累。并且神经细胞的死亡或再生伴随着胆固醇释放、合成和代谢的增加，高胆固醇水平表明氧类固醇 27-OHC、24-OHC 和 25-OHC 水平较高。24-OHC 增加了酪氨酸羟化酶和磷酸化酪氨酸羟化酶的水平，而 27-OHC 增加了α-突触核蛋白的水平并诱导了细胞凋亡，脑脊液中 24-OHC 水平与病程相关，已发现 24-OHC 对 SH-SY5Y 细胞具有细胞损伤作用，脂滴和酯化的 24-OHC 聚集在细胞内。此外，另一项研究证实，帕金森病患者脑脊液 27-OHC 水平增加了 10%，在人多巴胺能神经元中，27-OHC 通过抑制蛋白酶体和激活肝 X 受体（LXR）来增加α-突触核蛋白水平。此外，27-OHC 抑制雌激素受体以减少酪氨酸羟化酶（TH）的表达，TH 是多巴胺合成的限速酶。在路易体疾病的脑组织中，氧化胆固醇代谢产物水平的升高可以加速α-突触核蛋白的纤化，触发细胞凋亡，并增加细胞内 ROS 水平。因此，血浆胆固醇 24(S)-羟基胆固醇(HPLC)（脑源性氧合甾醇）水平经研究以后可被认为是神经退变过程的一个可能的生物标志物。

帕金森病的发病机制可能与胆固醇与α-突触核蛋白的异常相互作用有关，导致其有害聚集并导致多巴胺能神经元的丧失。之前的研究已经表明，细胞内胆固醇不仅具有抵抗溶酶体膜通透性的双重作用，而且还加剧了α-突触核蛋白的积累。神经递质的释放过程由α-突触核蛋白调节，α-突触核蛋白的积累最终导致神经递质释放受阻。同样，星形胶质细胞合成的载脂蛋白存在于脑细胞中。载脂蛋白胆固醇复合体通过 LDL-C 受体和低密度脂蛋白受体相关蛋白内化到神经元中。LDL-C 的增加可能引发胆固醇稳态的紊乱，这可能导致神经元细胞膜结构受损和突触功能丧失，并由此产生负反馈，并可能产生有害的恶性循环。帕金森病患者的运动症状与低水平的载脂蛋白 A-I（ApoAI）有关，ApoAI 是高密度脂蛋白的转运体成分。据研究，ApoAI 每增加三分位数，患帕金森病的风险降低 26%。这可能与 ApoAI 对多巴胺能神经元的保护作用有关。较高的 ApoAI 水平提供了一个明确的多巴胺能系统。低水平血浆 ApoAI 对中枢神经系统的影响尚不清楚。然而，众所周知，ApoAI 是一种加重帕金森病的修饰物。ApoAI 和具有抗氧化作用的加氧酶 1（PON1）之间关系的证据表明了一个潜在的机制。较高的血浆 ApoAI 水平可增强 PON1 的活性。较高的 ApoAI 水平提供了一个明确的多巴胺能系统，可以将α-突触核蛋白与血脑屏障连接起来。α-突触核蛋白在中枢神经系统中的蓄积主要就是由于 ApoAI 在血脑屏障的运输缺陷所致。α-突触核蛋白参与了神经元胆固醇的调节，而胆固醇促进了α-突触核蛋白寡聚体之间的相互作用。溶酶体胆固醇积聚可影响其余膜细胞器的胆固醇池，进而改变α-突触核蛋白与脂筏的相互作用，促进α-突触核蛋白积聚。最终，这些α-突触核蛋白寡聚体不能被溶酶体降解，因此，它们会导致α-突触核蛋白纤维缠结。异常的α-突触核蛋白从神经元释放并转移到小胶质细胞和星形胶质细胞，并触发炎症反应。在多巴胺能神经元中，α-突触核蛋白通过直接和间接与酪氨酸羟化酶的相互作用参与调节多巴胺的释放，从而导致酪氨酸羟化酶活性和多巴胺水平降低。在体外，胆固醇还调节α-突触核蛋白的表达和聚集，脂筏就可以作为α-突触核蛋白的聚集部位，使α-突触核蛋白寡聚体能够与中性带电的膜相互作用，导致膜破坏和细胞死亡。α-突触核蛋白可以潜在地刺激神经细胞中的胆固醇外流，在胆固醇和α-突触核蛋白之间建立调节反馈环路。丝氨酸第129位点的α-突触核蛋白磷酸化是与路易体病理相关的最显著的翻译后变化，并参与了α-突触核蛋白的聚集和毒性。这种磷酸化改变了α-突触核蛋白的结构及蛋白-脂结合，抑制了α-突触核蛋白-胆固醇膜的相互作用，并加速了帕金森病患者的认知障碍。

帕金森病患者大脑胆固醇代谢的显著变化是年轻人和中年人的高总胆固醇水平可以像低水平的低密度脂蛋白一样促进帕金森病的发展，这一点在高脂肪饮食的动物模型中得到了证实。胆固醇水平影响突触活动，胆固醇代谢障碍，如胆固醇合成酶或转运蛋白的缺陷，会损害大脑的发育和功能。

血清胆固醇和帕金森病风险之间没有关联，尽管有几个机制支持这样的假设，即被诊断为血清胆固醇水平过高的个人患帕金森病的风险更高。然而，血清胆固醇和帕金森病之间的明确关系可能被各种混杂因素所掩盖。虽然血清胆固醇-帕金森病关系的生物学机制仍不确定，但我们假设胆固醇可能促进受损的帕金森病相关神经元的修复机制。胆固醇是触发α-突触核蛋白所需的原材料，拮抗LDL-C受体将阻止这一生物过程。然而，在未受损的帕金森病细胞中，胆固醇主要由星形胶质细胞合成，其中5/6的胆固醇通过LDL-C受体和ApoE转运到神经元。

帕金森病患者LDL-C水平较高还与运动和执行功能丧失的速度较慢有关，这也可能是帕金森病的危险因素。值得注意的是，低密度脂蛋白而不是低总胆固醇被广泛认为是发展为帕金森病的风险因素。质膜中含有富含胆固醇的脂筏还含有大量的神经鞘磷脂，它在质膜的外层小叶中比较丰富。胆固醇还与鞘磷脂、其他膜锚定蛋白和受体相互作用，在高尔基体（GA）和质膜中形成动态脂筏。目前还没有研究报道帕金森病患者大脑胆固醇水平的变化。但是，已经有关于脂筏区域胆固醇水平下降的报道。然而，总胆固醇在帕金森病中的作用仍然存在争议。脂筏区域的完整性由稳定的鞘脂和胆固醇比例来维持。此外，局部的脂质动态平衡有助于维持细胞膜上正常的α-突触核蛋白结构。

低 ApoAI 水平是帕金森病的重要危险因素，几项病例对照研究发现，帕金森病患者和健康对照组之间的总体胆固醇水平没有差异。相反，根据一些前瞻性研究，总胆固醇水平高甚至被发现与帕金森病风险较低相关。在另一项研究中，多变量分析表明，在 25~54 岁的人群中，高总胆固醇会增加患帕金森病的风险，但 55 岁后这种相关性并不显著。帕金森病患者需要持续补充外源性多巴胺，这可能会导致血清胆固醇耗尽。胆固醇耗竭损害了培养神经元中突触小泡的胞吐，极大地减少了由突触小体释放的钙离子诱发的神经递质，并改变了突触前可塑性事件。最后，帕金森病的非运动系统症状，如便秘、嗅觉减退会改变帕金森病患者的生活方式，这可能会影响他们的血清胆固醇水平。

胆固醇还是多巴胺转运的影响因素，已知多巴胺信号在运动控制、认知和情绪处理等多个过程中发挥着重要作用。多巴胺转运蛋白（DAT）和囊泡单胺转运体 2（VMAT2）是多巴胺释放和信号动力学中的关键调节因子。DAT 的晶体结构由两个保守的类胆固醇分子组成。这表明该蛋白质可能与胆固醇直接相互作用。在没有胆固醇的情况下，它会受到构象变化的影响，从而启动突触的多巴胺重新摄取。然而，在结合胆固醇的存在下，这些构象变化被抑制。胆固醇加强了将多巴胺和左旋多巴连接到质膜上的氢键。胆固醇会加强这种联系，从而影响多巴胺的代谢。甲基-β-环糊精（MβCD）可耗尽膜上结合的胆固醇，显著降低多巴胺的再摄取和排泄速率。值得注意的是，多巴胺代谢需要胆固醇水平的稳定。过量的多巴胺通过激活原代培养的星形胶质细胞中的 JNK3/SREBP2 信号通路来触发胆固醇的生物合成。最终，胆固醇超负荷导致 DAT 和多巴胺能神经元功能障碍。在左旋多巴治疗的蜜月期，多巴胺-胆固醇的相互作用对未来的帕金森病治疗研究很有意义。

氧固醇升高可导致帕金森病。有研究表明，帕金森病患者脑脊液中

24-OHC 水平升高。已发现 24-OHC 对 SH-SY5Y 细胞具有细胞损伤作用。脂滴和酯化的 24-OHC 聚集在细胞内。已证实α-突触核蛋白的过表达可抑制突触间小泡的运输和释放，从而影响突触内的整个循环池。据报道，α-突触核蛋白对脂质具有很高的亲和力，它们与细胞膜或膜结构结合，直接影响其动力学。帕金森病的发病机制中，较高的脑氧固醇值可能是在受损神经元通路的代偿修复过程中较高的胆固醇周转率所致。数据表明，可能存在合理的机制来解释低胆固醇可能是帕金森病的风险因素。

如果胆固醇代谢真的以某种方式促进了帕金森病的发展，那么将不可避免地引发关于他汀类药物是否应该用于帕金森病患者或有帕金森病风险的人群的争论。

## 第三节 他汀类药物与帕金森病

他汀类药物是一类通常用于降低血液中血脂水平的药物。据报道，这些药物在体外也可以降低 Aβ 水平。他汀类药物因具有抗氧化、抗炎、免疫调节和抗血栓/抗血小板作用而吸引了相当多的关注。此外，他汀类药物在体外和 66 个帕金森病动物模型中已被证明可防止多巴胺能神经元的退化和抑制突触核蛋白的聚集。HMG-CoA 还原酶抑制剂（即他汀类药物）可调节胆固醇水平，并已成为治疗神经退行性疾病的可能的疾病修饰药物，可能与其多效性有关。另一种可能的解释是，他汀类药物介导的活性氧（ROS）的减少可能会减轻帕金森病患者常伴有的血管疾病负担。目前还没有确切的潜在病理假说可以解释他汀类药物的使用如何减少帕金森病的发生，但它与多种因素有关，如遗传多样性、氧化应激、进行性神经炎、年龄等。来自最近发表的研究的证据表明，糖尿病和心血管危险因素升高可能在帕金森病的发生发展中发挥重要作用。

目前他汀类药物也已被用于治疗神经退行性疾病，如阿尔茨海默病、帕金森病、多发性硬化、缺血性脑卒中和创伤性脑损伤。已知降脂药物（辛伐他汀、洛伐他汀和普伐他汀）的使用减少了α-突触核蛋白的聚集，不同形式的他汀类药物的物理和化学性质也不同。例如，亲脂性的他汀类药物，而不是亲水性的他汀类药物，已被证明可以减缓阿尔茨海默病从轻度到中度的进展。亲脂性辛伐他汀和洛伐他汀已被广泛用于改善记忆和学习，因为它们更容易通过血脑屏障，而亲水性普伐他汀则没有这种作用。一些实验室研究已经证明了他汀类药物在帕金森病模型中的多种生化神经保护作用，辛伐他汀可保护纹状体多巴胺能终末不受脂多糖引起的神经毒性损伤，但在 $MPP^+$ 中毒模型中不起作用。而且辛伐他汀作为一种有效的免疫调节剂比洛伐他汀和美伐他汀更有效。线粒体功能可能与他汀类药物的抗炎作用有关，他汀类药物可以恢复线粒体酶复合体活性的缺陷。辛伐他汀还被证明可以在缺血-再灌注损伤的背景下保护组织损伤，并在体外循环模型中预防大脑和全身炎症、神经元丢失和记忆损害。阿托伐他汀（20 mg/kg）和辛伐他汀（30 mg/kg）具有减轻体重、保护运动能力和降低炎性细胞因子水平的作用。辛伐他汀除了通过抑制促炎分子和减少小胶质细胞激活（如前所述）产生的有益效果外，可能降低小胶质细胞 iNOS 水平和减轻慢性氧化应激的基础上为帕金森病患者提供了实质性的长期疾病改善的益处。

他汀类药物通过抑制甲羟戊酸和伴随的 PI3K-AKT 通路的激活而上调内皮型一氧化氮合酶（ENOS）的观点。这是基于 Flint Beal 的假设，即调节 eNOS 可能为帕金森病提供一种有价值的神经保护性治疗方法。他汀类药物能够抑制 iNOS 的表达，而相反，它们还刺激 eNOS 衍生的一氧化氮的产生，这一特性似乎与它们降低胆固醇的能力无关。

他汀类药物即 3-羟基-3-甲基戊二酰辅酶 A（HMG-CoA）还原酶抑制剂，具有降胆固醇、抗炎和抗氧化等特性。越来越多的证据表明，这类药物在中枢神经系统中起到了保护剂样的作用。他汀类药物的定期使用也与帕金森病发病风险的降低有关，并且他汀类药物与帕金森病的显著联系是强烈的或仅限于亲脂性他汀类药物。

Nrf2 是氧化应激转录反应的细胞保护性主调节因子，Nrf2、MAPT的表达与帕金森病的风险之间存在联系。几种制剂（特别是 Nrf2 激活剂）作用于这些生化途径（通过上调抗氧化剂、抗炎剂、线粒体生物合成、凋亡介导物和细胞保护基因），对帕金森病患者神经变性的长期保护具有潜在的前景。一旦洛伐他汀也被证明可以减少转基因模型中 α-突触核蛋白的聚集，那么就有理由认为，他汀类药物降低了胆固醇水平，因此它们可能会直接减少帕金森病患者中 α-突触核蛋白的聚集。有学者做过相关研究，结论为：一旦突变，α-突触核蛋白会引起更强的神经胶质细胞炎症反应，但由于他汀类药物减少了这些促炎分子的表达，因此很可能被发现对帕金森病患者的长期治疗是有益的。低胆固醇水平与帕金森病风险增加相关，当调整初始血清胆固醇和已知为帕金森病发展风险因素的混杂因素时，他汀类药物的使用显著增加了帕金森病风险。然而，随着他汀类药物持续时间的增加和对他汀类药物的坚持，他汀类药物促进帕金森病的趋势消失，呈现 J 型关联。长期使用他汀类药物与短期使用他汀类药物相比，帕金森病发病率较低。他汀类药物的使用与帕金森病风险呈负相关。使用辛伐他汀或阿托伐他汀的患者帕金森病风险显著降低。相反，普伐他汀在服用他汀类药物的患者中与未服用他汀类药物的患者相比，帕金森病的发生率更高。因此，单用辛伐他汀或与二甲双胍联合使用的患者帕金森病风险降低。

辛伐他汀通过一种胆固醇依赖的机制调节小胶质细胞释放细胞因子和营养因子（特别是白介素 1、肿瘤坏死因子和脑源性神经营养因子）的情况，在一定程度上解释了先前实验室结果中令人困惑的矛盾。但仍需要进一步研究亲脂性和亲水性他汀类药物在中枢神经系统中的药代动力学特征，以及可能调节他汀类药物使用和帕金森病风险之间关联的遗传变异。

总之，胆固醇是大脑的几项生理功能所必需的，如突触发育和突触传递，因此，其新陈代谢的任何变化都会导致大脑功能障碍。迫切需要深入研究胆固醇代谢在神经退行性疾病中的具体作用。他汀类药物可能在改变帕金森病病程方面起到有利作用。大多数观察性研究表明，使用他汀类药物可以将帕金森病的风险降低 55%，而几项临床试验发现，他汀类药物对帕金森病患者有害。药物类型和剂量、疾病严重性和结果衡量标准在内的因素可能是临床试验未成功的原因。最近关于他汀类药物疗效的临床研究主要被认为是偏倚的观察性研究。因此，需要设计良好的对照试验来阐明他汀类药物对帕金森病的影响，破译他汀类药物对帕金森病治疗活性的生物学效应可能会增加我们对帕金森病发病机制的理解，为帕金森病开辟有效的治疗途径。

（闫俊强　王传玲　王圣元）

# 参 考 文 献

Chahine LM, Qiang J, Ashbridge E, et al. 2013. Clinical and biochemical differences in patients having Parkinson disease with vs without GBA mutations[J]. JAMA Neurol, 70(7):852-858.

García-Sanz P, Orgaz L, Fuentes JM, et al. 2018. Cholesterol and multilamellar bodies: Lysosomal dysfunction in GBA-Parkinson disease [J]. Autophagy, 14(4):717-718.

Jahanshahi J, Jahanshahi M, Foltynie T. 2015. Parkinson's disease dementia: A neural networks perspective[J]. Brain, 138(6):1454-1476.

Jankovic J, Goodman I, Safirstein B, et al. 2018. Safety and tolerability of multiple ascending doses of PRX002/RG7935, an anti-α-synuclein monoclonal antibody, in patients with Parkinson disease: A randomized clinical trial[J]. JAMA Neurol, 75(10):1206-1214.

Lv YK, Xu B, Zhang XJ, et al. 2022. Association of serum cholesterol with Parkinson's disease in a cohort of statin-free individuals[J]. Brain Behav, 12(1):32454.

Park JH, Lee CW, Nam MJ, et al. 2021. Association of high-density lipoprotein cholesterol variability and the risk of developing Parkinson disease[J]. Neurology, 96(10): 1391-1401.

Poewe W. 2019. Smelling Parkinson's disease: New metabolomic biomarker for Parkinson's disease [J]. ACS Cent Sci, 5(4):575-576.

Steck TL, Lange Y. 2010. Cell cholesterol homeostasis: Mediation by active cholesterol[J]. Trends Cell Biol, 20(11):680-687.

Trivedi DK, Sinclair E, Xu Y, et al. 2019. Discovery of volatile biomarkers of Parkinson's disease from sebum[J]. ACS Cent Sci, 5(4):599-606.

Zhou MG, Wang HD, Zeng XY, et al. 2019. Mortality, morbidity, and risk factors in China and its provinces, 1990-2017: A systematic analysis for the global burden of disease study 2017[J]. Lancet, 394(10204):1145-1158.

# 第十章　高同型半胱氨酸与帕金森病

　　帕金森病又称震颤麻痹，是中老年人群中第二常见的神经系统退行性疾病，它影响着全世界约 1%的 60 岁以上的人群。帕金森病的特征是中脑黑质致密部（SNc）区域的多巴胺能神经元的进行性退化。这种退化似乎是特异性的，因为腹侧被盖区的中边缘多巴胺能神经元基本未受影响。SNc 多巴胺能神经元群体的死亡导致纹状体多巴胺的消耗，进而导致一系列运动障碍。在症状出现时，大约 60%的 SNc 多巴胺能神经元通常被认为已经丢失。因此，患者会出现静息性震颤、肌肉僵硬和运动迟缓等运动症状，与其他非运动症状相关，如嗅觉功能障碍、认知障碍、精神症状和自主功能障碍，这些障碍会影响日常工作，如走路、写字、穿衣和吃饭，所有这些都会对生活质量产生总体负面影响。使用一项包含八个功能类别（认知、情感、言语、视觉、活动能力、灵活性、疼痛和不适）的测量发现，帕金森病患者的生活质量显著降低，82%的患者可出现中度到重度残疾。

　　由于帕金森病是慢性进行性的，随着时间的推移，症状也会进一步恶化，对患者的生活质量造成更大的损害。除了这些影响之外，帕金森病患者发生痴呆的风险明显更高。在帕金森病痴呆中，确诊痴呆发生在帕金森病确诊后至少 1 年。这种形式的痴呆症的特征是执行和视觉空间能力、注意力和记忆功能障碍，后者通常比阿尔茨海默病的影响小。另一种被称为路易体痴呆的痴呆症和帕金森病之间也有联系。在这种情况下，痴呆症状出现在运动障碍之前或与运动障碍同时出现。被称为路易体的细胞质包涵体，主要由α-突触核蛋白组成，可在导致路易体痴呆的帕金森病患者的脑组织中发现，并可能导致认知症状。尽管路易体可在其他神经系统疾病中观察到，因此不是帕金森病特有的，但在帕金森病患者中常见，并被认为是该疾病的病理特征。由于影响多巴胺能神经元的神经退行性变的确切原因仍不清楚，致力于帕金森病的研究仍然至关重要。目前的治疗方法不能针对一个原因而只治疗可识别的症状。因此，探讨帕金森病的病因病机对于指导帕金森病的诊断、治疗和预防，提高患者的生活质量具有重要的医学和社会价值。

同型半胱氨酸（Hcy）是 1931 年由美国生物化学家 Vincent du Vigneaud 首次从膀胱结石中分离出的一种含硫氨基酸，由必需氨基酸甲硫氨酸（蛋氨酸）去甲基化形成，其本身不参与蛋白质的合成。1969 年，McCully 首次发表文章描述了同型半胱氨酸尿症患者的血管病变，并提出高水平的 Hcy 可能是早期血管疾病的原因之一，从而引起了人们对 Hcy 的重视。Hcy 表现出多种神经毒性作用，涉及多种神经退行性疾病的发病机制，包括痴呆、阿尔茨海默病和帕金森病，高同型半胱氨酸血症（HHcy）被认为与衰老和神经退行性疾病的临床症状及预后相关。

# 第一节　高同型半胱氨酸概述

Hcy 是一种通过蛋氨酸去甲基化产生的含硫氨基酸。甲硫氨酸首先经腺苷转移酶的催化与 ATP 反应，生成 Hcy 的直接前体 $S$-腺苷甲硫氨酸（$S$-adenosyl methionine，SAM）。SAM 中的甲基为活性甲基，是体内最重要的甲基直接供体，在几乎所有已知的生物甲基化反应中都充当甲基供体，SAM 在这些反应中经甲基转移酶催化去甲基，并转化为 $S$-腺苷同型半胱氨酸（SAH），后者脱去腺苷生成 Hcy。Hcy 主要来源于食物中的蛋氨酸，在血浆中主要以 3 种形式存在：最重要的形式是白蛋白结合型 Hcy（70%~80%）；1%是游离型 Hcy 的还原形式；其余部分为 Hcy-半胱氨酸二硫化物。血浆中总 Hcy 是 3 种形式的总和，Hcy 水平通常指总 Hcy 水平。

人体内产生的 Hcy 主要通过以下 3 条代谢途径被清除。①再甲基化：Hcy 在维生素 $B_2$ 和 $B_{12}$ 的辅助作用下，由 $N_5$-甲基四氢叶酸（$N_5$-$CH_3$-$FH_4$）提供甲基，在 $N_5$-甲基四氢叶酸转甲基酶（甲硫氨酸合成酶）催化下转变成甲硫氨酸。虽然 Hcy 接受甲基后可以生成甲硫氨酸，但体内不能合成 Hcy，只能由甲硫氨酸转变而来，故甲硫氨酸必须由食物提供，不能在体内合成。当维生素 $B_{12}$ 缺乏时 $N_5$-$CH_3$-$FH_4$ 上的甲基不能转移给 Hcy。这不仅影响甲硫氨酸的合成，同时也影响四氢叶酸的再生，使组织中游离的四氢叶酸含量减少，一碳单位参与碱基合成受到影响，可导致核酸合成障碍，影响细胞分裂。②转硫化，即 Hcy 与丝氨酸的缩合：Hcy 在胱硫氨酸β-合酶催化下不可逆转化为胱硫氨酸，其中维生素 B6 作为辅助因子，产生的胱硫氨酸被代谢成半胱氨酸和酮丁酸，半胱氨酸可能与谷胱甘肽结合或随尿排出体外。以上两种分解途径之间的平衡是由 SAM 调节的，该分子浓度的增加通过反硫化而不是再甲基化途径刺激降解。③向细胞外液的释放，表明了 Hcy 产生与代谢之间的平衡：当蛋氨酸浓度降低时，Hcy 的释放主要受蛋氨酸合成酶活性控制，当蛋氨酸浓度升高时，胱氨酸合成酶活性主要决定 Hcy 的释放。

Hcy 参与了许多转甲基化机制，在人体的生物化学中发挥着关键作用，而 SAM 在靶向 DNA、RNA、蛋白质、磷脂和神经递质的反应中是甲基的主要供体。正常人血浆 Hcy 水平为 5~15μmol/L，15μmol/L 或更高的 Hcy 水平被认为是 HHcy。人体摄入的 Hcy 约 70% 从肾脏排出。血浆 Hcy 水平受年龄、性别、肝肾功能、药物代谢、生活习惯、营养状况以及遗传等多因素影响，血浆 Hcy 代谢由许多关键酶、辅助因子和甲基四氢叶酸作为底物调节，因此，HHcy 的病因是多种多样的，主要包括基因缺陷和营养缺乏。在严重 HHcy 和典型 HHcy 血尿（先天性 HHcy 血尿）的遗传因素中，纯合子型半胱氨酸β合成酶（CβS）缺乏是最常见的因素，发病率为 1/10 万，导致空腹血浆 Hcy 水平较正常水平升高 40 倍，这种缺陷是常染色体隐性遗传。到目前为止，至少有 60 个 CβS 突变体被报道，其中 I278T 和 G307S 是最常见的，其他基因缺陷包括纯合子缺乏性亚甲基四氢叶酸还原酶（MTHFR）、蛋氨酸合成酶缺乏性以及维生素 B12 代谢基因异常导致的蛋氨酸合成酶功能损害。*MTHFR* 基因编码区 C677T 点突变是与 Hcy 轻度升高相关的最常见的基因缺陷，其产生的 *MTHFR* 变体的活性仅为正常酶活性的一半。营养状况分析显示，叶酸、维生素 B12 和维生素 B6 与 Hcy 代谢密切相关，任何可能导致叶酸、维生素 B12 或维生素 B6 浓度降低的营养缺陷都会增加 HHcy 的风险。据报道，约 2/3 的 HHcy 患者是由血液中缺乏两种或两种以上的维生素辅助因子引起的。一方面，同型半胱氨酸浓度可能因缺乏叶酸、维生素 B6 或 B12 而升高，或与影响编码酶 MTHFR 和 CβS 的基因突变有关。*MTHFR* 基因多态性导致酶效率的轻度到中度缺陷，这阻碍了细胞的甲基化能力，阻碍了 Hcy 再甲基化为蛋氨酸的过程，从而导致 HHcy 和同型半胱氨酸尿症。另一方面，CβS 的基因突变通过减少胱硫氨酸的形成而破坏反硫分解代谢途径，从而导致 Hcy 积累。此外，叶酸缺乏会导致 SAM 耗竭，这会破坏所有的甲基化过程，特别是那些涉及 DNA 的甲基化过程，增加 DNA 链断裂的可能性，损害 DNA 修复系统的效率。这可能会增强细胞对基因突变或凋亡细胞死亡的脆弱性。年龄和性别也是影响 Hcy 的重要因素。随着年龄的增长，血浆 Hcy 水平逐渐升高，这可能是由于以下 3 个原因：①老年人缺乏维生素 $B_6$、维生素 $B_{12}$ 和叶酸等关键辅因子，导致氨基酸代谢酶活性降低；②老年人常出现肾功能减退；③老年人常表现为胱硫酶活性降低。一般来说，男性血浆中 Hcy 水平高于女性，且 Hcy 水平随年龄增长而升高。此外，绝经后妇女体内 Hcy 水平可能增加或保持不变。清除血浆中 Hcy 的主要途径是肾脏代谢（约 70%），而不是简单的随尿排出。因此，肾功能减退常导致 HHcy。此外，血浆中 Hcy 水平受特定药物作用的影响。而某些疾病可能引起高 Hcy。例如，由于叶酸缺乏而导致的严重硬皮病患者血浆 Hcy 水平升高，淋巴细胞白血病、乳腺癌、卵巢癌、肝细胞癌等，可能是由于恶性细胞中蛋氨酸代谢紊乱所致。此外，不良生活习惯，如熬夜、酗酒、吸烟、恶劣的环境和高压力都可能导致血浆 Hcy 水平的升高。

　　HHcy 与多种临床表现相关，主要影响中枢神经系统（如智力障碍、脑萎缩和癫痫发作）。HHcy 也与动脉粥样硬化和血栓性血管疾病的风险增加有关。尽管研究者已经提出了各种机制，大多涉及与氧化应激增加相关的内皮损伤，但 HHcy 不良影响的确切细胞和分子基础仍不清楚。许多学者认为这种氨基酸可能起促氧化剂的作用，事实上，Hcy 的代谢和金属催化的自氧化与无氧产物的形成是平行的，这可能在 HHcy 相关的内皮损伤中发挥作用。体外研究报道，高浓度 Hcy 可诱导各种细胞系的细胞凋亡（程序性细胞死亡）。这可能再次与假定的氨基酸的促氧化特性有关，因为众所周知氧化应激是凋亡的主要触发因素。然而，这个问题并没有完全得到解决，因为曾有研究质疑人类 Hcy 的实际抗氧化活性。类似地，高浓度 Hcy 处理分离的人淋巴细胞不会诱导氧化应激或凋亡的各种生物标志物发生显著变化。Hcy 可以通过 CβS 的活性转化为胱硫氨酸，CβS 的作用可能会提高抗氧化的谷胱甘肽的水平，这可能是一种补偿机制，抵消了 Hcy 增加所造成的潜在氧化损伤。因此，蛋氨酸合成酶和 CβS 的表达水平或功能活性的变化可以影响 Hcy 的水平。

　　大脑中的 Hcy-叶酸代谢与其他组织尽管存在差异，但通常相似。有人提出，转甲基化反应的改变可能导致 HHcy，可能在神经退行性疾病的病理生理学中发挥作用，包括阿尔茨海默病和帕金森病。事实上，神经系统可能对细胞外 Hcy 特别敏感，因为这种氨基酸及其衍生物——Hcy 和同型半胱氨酸亚磺酸，似乎具有兴奋性毒性，能通过刺激 NMDA 受体促进兴奋毒性，损伤神经元 DNA，从而增加凋亡细胞死亡的敏感性。然而，Hcy 在脑中的浓度不太可能高到足以引发体外或体外研究报道的直接神经毒性效应。Hcy 向半胱氨酸的转化途径存在于大脑中，尽管胱硫酸向半胱氨酸的转化可能不存在。因此，CβS 活性受损或脑细胞中叶酸缺乏可能会导致 Hcy 的局部浓度增加，而与血浆中 Hcy 的水平无关。然而，膳食叶酸缺乏导致小鼠脑组织中谷胱甘肽水平升高，这表明存在一种或多种额外的代偿机制，以抵消与叶酸缺乏相关的氧化应激的后果。目前，HHcy 的确切机制仍需进一步研究。

## 第二节　高同型半胱氨酸血症在帕金森病中的作用机制

　　研究表明，血浆 Hcy 水平升高是神经退行性疾病的高危因素之一，10%~30%的帕金森病患者血浆 Hcy 水平要高于健康人群。叶酸是单碳代谢的辅助因子，在携带 MTHFR 中 C677T 突变的帕金森病个体中检测到同源半胱氨酸水平进一步升高。流行病学和实验研究将叶酸缺乏和由此导致的同型半胱氨酸水平升高联系起来。HHcy 和实验性帕金森病之间有潜在联系，1-甲基-4-苯基-1,2,3,6-四氢吡啶（MPTP）是一种神经毒素，对黑质纹状体系统有选择性。鱼藤酮能够在系统性误差内诱导多巴胺能神经元的损伤或缺失，被广泛用于诱导动物的病理和神经化学帕金森病样变化。体内实验观察到，叶酸缺乏和给予 Hcy 促进了帕金森病小鼠模型中 MPTP 诱导的多巴胺能神经元耗竭。有学者探索了 Hcy 和 MPTP 的潜在协同作用，结果表明，由缺乏叶酸的饮食引起的 HHcy，甚至是脑内灌注 Hcy 本身并没有神经毒性，然而，这两种条件都能增强 MPTP 对帕金森病中选择性损伤的纹状体和黑质的神经毒性。因此，Hcy 可能干预神经退行性变的内在机制，但不是作为直接毒素。事实上，正如实验证据所表明的那样，以血液或大脑 Hcy 水平增加为特征的条件本身可能不足以引起神经元损伤，但很可能会增强神经元对各种神经毒性损伤的敏感性。在帕金森病中，Hcy 可通过增加多巴胺能神经元对毒素的敏感性来破坏多巴胺能神经元，从而驱动帕金森病的发病机制和加速疾病进展。然而，另外一些研究者发现，Hcy 本身对多巴胺能神经元是有毒的。在一项对大鼠原代中脑细胞影响的研究中发现，Hcy 以剂量依赖性的方式增强了 MPTP 诱导的细胞死亡。细胞内含有多巴胺的细胞也比其他细胞更容易受到 Hcy 的毒性影响。在持续给药 36 天后，Hcy 降低了小鼠酪氨酸羟化酶的免疫反应性和运动能力。在体外实验中观察到，叶酸缺乏和 Hcy 增强了培养中的人多巴胺能神经元对鱼藤酮和铁诱导的损伤和死亡的敏感性。细胞培养中的叶酸缺乏会引起神经退行性变并增加活性氧（ROS）的产生。Hcy 直接暴露于细胞也会产生同样的效果，而抑制 Hcy 的形成可以有效抑制 ROS 的增加。Hcy 与鱼藤酮或铁的联合暴露导致人类多巴胺能神经元线粒体膜去极化增加。线粒体 ROS 水平也随着鱼藤酮或铁暴露而升高，Hcy 进一步加剧，但经抗氧化剂或 DNA 损伤抑制剂处理后被抑制。这些不一致的发现强调了该问题需要进一步研究。

甲基转移过程与 L-3,4-二羟基苯丙氨酸（左旋多巴，L-Dopa）的代谢有关，L-Dopa 是缺乏神经递质多巴胺的前体，它仍然是治疗帕金森病最有效的药物。研究表明，L-Dopa 也会导致 Hcy 升高，这无疑会对帕金森病患者人群的测量结果产生影响，因为大多数患者都在服用这种药物。L-Dopa 的主要代谢涉及儿茶酚-O-甲基转移酶（COMT），其中 SAM 充当甲基供体。因此，L-Dopa 的分解代谢可能在不同的步骤上干扰 Hcy 代谢。事实上，有实验证据表明，L-Dopa 的使用提高了血浆 Hcy 和脑 SAM 的浓度。L-Dopa 治疗帕金森病患者血浆 Hcy 水平高于对照组和未治疗帕金森病患者，结果可能与药物的甲基化分解代谢有关。这些观察结果支持了这样一种观点，即药物，而不是疾病本身，可能促进帕金森病患者出现 HHcy。而且，在健康男性志愿者中，口服 L-Hcy 诱导的急性 HHcy 不足以改变淋巴细胞的甲基化电位和诱导 DNA 低甲基化。事实上，一些研究发现，与未治疗的个体相比，使用 L-Dopa 治疗的帕金森病患者的 Hcy 水平明显更高，这种增高在带有 677C→T MTHFR 多态性的人群中最为显著，服用不同剂量 L-Dopa 的帕金森病患者虽然 Hcy 水平升高，但其水平并不取决于患者接受的 L-Dopa 剂量，帕金森病患者在接受 L-Dopa 治疗前与对照组进行了比较，观察到 Hcy 水平无显著差异，然而，未接受治疗的帕金森病患者仍有较高的 Hcy 水平的趋势。研究还发现帕金森病持续时间显著影响 Hcy 水平。如果 Hcy 水平升高是由于 SAH 通过这一机制产生的数量增加，理论上，COMT 酶抑制剂可预防或减少 L-Dopa 诱导的 HHcy，但目前研究结果仍有矛盾。在一项研究中，用 COMT 抑制剂恩他卡朋分别处理接受 L-Dopa 治疗的帕金森病患者及对照组，发现两组间 Hcy 水平无显著差异。另一项类似研究也发现 COMT 抑制剂并不能显著挽救 SAM 或降低 Hcy。然而，其他研究发现 L-Dopa 对 Hcy 水平没有影响，这表明 L-DOPA 可能与其他因素相互作用，如叶酸缺乏或疾病持续时间，从而引起对 Hcy 的影响。研究提出帕金森病患者 Hcy 升高的程度可能受其叶酸状态的影响。然而，在 L-Dopa 单独组中观察到的 Hcy 升高是由于缺乏 COMT 抑制剂，而不是叶酸水平下降。研究发现，在非 MPTP 和 MPTP 处理的小鼠中，长期使用 L-Dopa 治疗会导致 SNc 中 Hcy 显著增加。与接受 L-Dopa 的非 MPTP 小鼠相比，L-Dopa 也显著增加了 SNc 中 Hcy 的水平。研究人员还检查了这些治疗对 SNc 中多巴胺能神经元的影响。他们观察到 MPTP 加 L-Dopa 组 TH 阳性细胞减少了 51%，而 MPTP 单独组减少了 47%。在一项研究中，L-Dopa 的使用增加了 SAH 的数量，降低了 SAM，降低了 SAM：SAH 值。大脑能够从头合成甲基，然而，当动物缺乏叶酸和 L-Dopa 的结合时，将导致脑组织和血清中蛋氨酸水平的显著下降。在大鼠模型中，用抑制剂 Ro 41-0960 阻断 COMT 可以防止 L-Dopa 的变化，如 SAM 减少、SAH 和 Hcy 水平升高。此外，蛋氨酸的摄入可以逆转 L-Dopa 对甲基消耗的影响。

这些结果倾向于表明，在帕金森病的发展和进展中，叶酸代谢的多态性、B 族维生素的摄入、L-Dopa 的使用和疾病持续时间之间可能存在相互作用，共同参与了 HHcy 在帕金森病发病机制中的作用。已有研究表明，HHcy 可能通过多种途径驱动帕金森病的发展和进展，包括凋亡、氧化应激、线粒体功能障碍和神经细胞的 DNA 损伤。然而，这些分子机制还需要在体内、体外和临床研究中进一步探索。

## （一）HHcy 介导神经细胞凋亡

HHcy 主要通过促进 DNA 链的能量消耗和损伤介导神经细胞凋亡。研究发现，将 Hcy 注射到动物体内，通过对琥珀酸脱氢酶和细胞色素 C 氧化酶活性的影响，大大减少了三羧酸循环产物的产生和葡萄糖的摄入。在生理条件下，Hcy 被甲基化成蛋氨酸以维持低水平的 Hcy，这一反应需要叶酸和维生素 $B_{12}$。Hcy 参与许多生物合成过程，对 DNA 链的合成、修复和甲基化是必不可少的，叶酸、维生素 $B_{12}$ 的缺乏和（或）Hcy 的过度积累会阻碍蛋氨酸的代谢周转，导致 DNA 中胞嘧啶甲基化的减少，从而导致 DNA 链的断裂。神经元 DNA 损伤的机制可能与 DNA 转甲基化的中断有关。因此，叶酸缺乏和 HHcy 可减少 DNA 甲基化，进而干扰基因转录和 DNA 复制，损害 DNA 修复，从而导致基因突变和凋亡。此外，有直接证据表明，Hcy 可诱导神经细胞氧化应激，产生活性氧和活性氮，导致细胞凋亡。

HHcy 还可通过抑制线粒体活性诱导神经细胞凋亡。临床和动物研究已证实线粒体功能障碍是帕金森病的重要病理生理机制，HHcy 介导氧化应激抑制了线粒体复合体 I 的活性，导致线粒体呼吸链功能障碍。此外，Hcy 还能增强细胞凋亡蛋白酶活性，降低线粒体跨膜电位，由此产生的钙流入导致钙超载，最终导致细胞凋亡。线粒体复合体 I 活性下降和活性氧的产生可能是帕金森病中多巴胺能神经元凋亡的关键机制。

## （二）HHcy 诱导氧化应激

HHcy 诱导的氧化应激可能与细胞内 $Ca^{2+}$ 浓度增加和 DNA 损伤有关。实验研究表明 Hcy 和 $Ca^{2+}$ 之间存在显著的剂量效应关系，0.5mmol/L 的 Hcy 可显著提高胞质 $Ca^{2+}$ 浓度，且 $Ca^{2+}$ 浓度随 Hcy 浓度的增加而升高。在神经元细胞的体外培养中，Hcy 和叶酸缺乏都会导致细胞内 $Ca^{2+}$ 浓度的增加，而这种反应通过添加 $Ca^{2+}$ 通道阻滞剂得到缓解。这一结果表明，至少大部分 $Ca^{2+}$ 浓度的增加是由跨膜 $Ca^{2+}$ 流入引起的，Hcy 可激活 N-甲基-D-天冬氨酸受体，增强谷氨酸的兴奋毒性，导致神经元变性。相反，N-甲基-D-天冬氨酸受体阻滞剂可减少 Hcy 诱导的 $Ca^{2+}$ 内流，从而降低毒性作用。此外，Hcy 会损害谷胱甘肽过氧化物酶的活性，降低组织中维生素 A、维生素 C 和维生素 E 的水平，从而诱导氧化应激。

## （三）HHcy 对神经元的直接毒性作用

HHcy 增加了神经系统对大脑中有毒物质甲基化的敏感性，这是一个重要的生化过程。SAH 是一种有效的甲基转移酶抑制剂，可减缓脑组织中的甲基化过程，从而导致脑神经元的损伤和凋亡。HHcy 可抑制 SAH 的分解，从而增加脑 SAH 水平。研究表明，轻度认知障碍帕金森病患者前额皮质 SAH 水平明显高于正常人，而脑组织匀浆对外源性甲基转移酶活性的抑制作用比正常人高 15%，这一结果提示 SAH 可能是 HHcy 引起认知障碍的重要结合点。另一项研究表明，将 0.43ng/μL（相当于外周血浆水平的 3 倍）的游离 Hcy 直接灌注到实验动物的海马背侧不会引起神经毒性。然而，如果海马体同时注射海马体酸（一种谷氨酸激动剂，对海马体有高度毒性），Hcy 增强了海马体酸诱导的神经毒性。Hcy 与 MPTP 之间可能存在协同作用。因此，Hcy 本身可能没有神经毒性，但它增加了帕金森病患者的多巴胺能神经元对其他有毒物质的敏感性。

## （四）HHcy 损害周围微循环

研究表明，口服 Hcy 可导致血浆 Hcy 水平升高，并导致血管内皮功能障碍。Hcy 进入血浆后，自发氧化生成 $O_2$ 和 $H_2O_2$。HHcy 引起的内皮损伤产生的活性氧可引起血管内皮细胞损伤。当铁和铜等金属离子存在时，可产生具有高细胞毒性的羟基自由基，导致血管内皮细胞凋亡和功能丧失，Hcy 的活性硫醇基团作为还原基团，破坏肽链中的二硫键，从而影响凝血和抗凝血之间的平衡。Hcy 还可抑制谷胱甘肽过氧化物酶活性和胞内谷胱甘肽 mRNA 表达，进而破坏谷胱甘肽系统，降低内皮的抗氧化功能。大量的 Hcy 还可降低内皮细胞产生的 NO 的生物活性，从而减弱内皮依赖性的血管舒张。此外，Hcy 氧化还原受体存在于人血管平滑肌上，Hcy 可与之结合，引起血管平滑肌增生，损害血管内皮功能。因此，HHcy 通过内皮损伤影响微循环，进而导致脑灌注不足和帕金森病。

# 第三节　高同型半胱氨酸对帕金森病临床症状的影响

帕金森病患者有更高的 Hcy 水平，但是，目前尚不清楚 HHcy 在帕金森病中究竟发挥了怎样的作用。在以往的研究中，HHcy 与帕金森病临床症状之间的相关性很少被讨论，本节就目前相关研究进行探讨，以期延缓帕金森病疾病进展，提高患者生存质量。

## （一）HHcy 与帕金森病患者运动症状有关

基于 Scharg 方法，将帕金森病分为 3 种临床类型：震颤型、强直-运动障碍型和混合型。研究发现，强直-运动障碍的帕金森病患者 Hcy 水平较高。Hoehn-Yahr 量表被广泛用于评估帕金森病患者的运动性能和功能状态，血浆 Hcy 水平与 Hoehn-Yahr 分级可能相关，随着 Hoehn-Yahr 分级的增加，血浆 Hcy 水平显著升高。可以认为血浆 Hcy 水平升高选择性作用于多巴胺能神经元，与运动症状的恶化密切相关。

## （二）HHcy 与帕金森病患者认知功能有关

帕金森病与认知能力下降有关，约 26% 的帕金森病患者可发展为轻度认知障碍。轻度认知障碍可增加帕金森病患者发生痴呆和残疾的风险，增加照护者的负担。近期研究发现，认知障碍帕金森病患者的 Hcy 水平高于无认知障碍帕金森病患者。HHcy 是帕金森病患者认知障碍的重要危险因素。HHcy 可增加帕金森病患者认知功能损害和痴呆发生率，且 Hcy 水平与病情进展及认知功能下降正相关，提示 HHcy 不仅与帕金森病的发病机制有关，还与病情发展及严重程度密切相关。而 HHcy 干预帕金森病患者病情进展的机制可能为 HHcy 减少了机体本身的甲基化，增加了 α-突触核蛋白的生成，引发多巴胺能神经元变性死亡及胆碱能功能障碍，同时，促进脑微血管改变和神经毒性的损伤。有研究表明，帕金森病患者的 Hcy 水平高于对照组，但 Hcy 水平与帕金森病患者的认知障碍无关。所有帕金森病组中由于 L-Dopa 对 Hcy 的影响而产生的天花板效应可能是导致这一阴性结果的部分原因。与正常健康志愿者相比，年龄本身会增加 Hcy 水平，轻度认知障碍、阿尔茨海默病、帕金森病和脑淀粉样血管病患者中 Hcy 水平较高。然而，帕金森病患者的 Hcy 水平高于其他组，L-Dopa 的使用似乎是 Hcy 水平升高的主要原因：

与 L-Dopa 的剂量显著相关；②L-Dopa 也与疾病进展和严重程度的标志物相关，包括认知功能下降。

### （三）HHcy 与帕金森病患者抑郁障碍

研究发现，HHcy 可能促进帕金森病患者抑郁的发生发展，并与抑郁障碍的严重程度相关。HHcy 的帕金森病患者更容易抑郁，且与正常 Hcy 水平患者相比，他们在神经心理测量任务中的表现较差，抑郁患者汉密尔顿抑郁量表评分显著高于对照组。HHcy 促进帕金森病患者抑郁加重可能与 HHcy 造成脑内单胺代谢与甲硫氨酸代谢下降有关。此外，Hcy 及其代谢产物作为离子通道和代谢型谷氨酸受体激动剂，可通过间接方式产生神经毒性，并可能加重抑郁状态。

### （四）HHcy 的治疗在帕金森病患者中的影响

叶酸和维生素 $B_{12}$ 在所有年龄的中枢神经系统功能中都有重要作用，特别是蛋氨酸合成酶介导的 Hcy 向硫氨酸的转化，这是核苷酸合成和基因组和非基因组甲基化所必需的。维生素 $B_{12}$ 在 Hcy 代谢中的作用与叶酸类似。维生素 $B_{12}$、$B_6$ 是影响 Hcy 水平的代谢途径的辅助因子。饮食中补充维生素 $B_{12}$ 和叶酸已被证明能降低血液中的 Hcy 水平，且维生素 $B_{12}$ 缺乏是老年人 Hcy 水平升高的更重要决定因素。然而，研究发现，老年人的血浆 Hcy 水平与认知功能呈正相关，但并不支持用维生素 $B_{12}$ 降低 Hcy 可以提高认知功能的假设。据报道，在帕金森病早期较低的维生素 $B_{12}$ 水平也会导致患者更多的行动能力问题，而 HHcy 会导致患者的认知能力下降。进一步的研究调查了饮食中摄入 B 族维生素是否可以降低帕金森病的风险。美国的一项研究调查了膳食中除了维生素 $B_6$ 和 $B_{12}$ 之外叶酸的摄入量及其与帕金森病风险的关系，他们发现，膳食中摄入较多的 B 族维生素与患帕金森病的风险较低无关。荷兰的一项研究也发现，饮食中的叶酸或维生素 $B_{12}$ 对帕金森病风险没有影响。在一项安慰剂对照的平行组研究中，短期补充叶酸不能提高血清叶酸水平正常的健康老年受试者的精神运动表现或降低血液黏度，并保持认知功能，但降低 Hcy 水平的治疗对执行功能障碍有积极作用。研究发现 L-Dopa 会增加血浆 Hcy 浓度，因此 COMT 抑制可能在成功控制 L-Dopa 诱导的 HHcy 和降低可能与之相关的病理风险方面发挥作用。叶酸和钴胺素状态似乎也会影响 L-Dopa 对脑脊液中 Hcy 水平的作用，因此，补充 B 族维生素可降低左旋多巴治疗帕金森病患者的 Hcy 水平。研究数据显示，与年龄和性别匹配的对照组相比，帕金森病患者 L-Dopa 治疗后脑脊液 Hcy 水平更高，饮食中补充钴胺素和叶酸可降低 Hcy 水平及改善帕金森病症状。关于帕金森病，暂时没有对照的前瞻性研究支持降低或预防 Hcy 水平升高的治疗效果，关于摄入叶酸或相关的 B 族维生素对帕金森病风险的作用仍需进一步研究。

帕金森病是一种复杂的疾病，目前多巴胺能神经元丢失的原因尚不清楚。与健康人相比，帕金森病患者血浆 Hcy 水平升高。HHcy 驱动帕金森病的进展，同时聚集帕金森病患者的临床症状。因此，HHcy 可能是帕金森病的危险因素之一。帕金森病与 Hcy 的关系涉及多种途径，包括基因缺陷、细胞凋亡、氧化应激和 DNA 损伤等，但确切的关系尚未确定。检测和干预帕金森病患者血浆 Hcy 水平，有助于延缓和控制帕金森病进展，对于改善患者预后和生活质量具有重要意义。对于有 HHcy 的帕金森病患者，可考虑补充 B 族维生素。这一点对于服用 L-Dopa 的帕金森病患者尤为重要，因为 L-Dopa 可进一步升高 Hcy 水平。未来的研究将使用更多的临床相关模型系统，利用环境毒素帕金森病模型探究其作用机制，以及在人体受试者中进行随机对照研究，以进一步了解 HHcy 与帕金森病的关系。

（钟婷婷　王传玲　蔡志友）

## 参 考 文 献

Bloem BR, Okun MS, Klein C. 2021. Parkinson's disease [J]. Lancet, 397(10291): 2284-2303.

Deuschl G, Beghi E, Fazekas F, et al. 2020. The burden of neurological diseases in Europe: an Analysis for the global burden of disease study 2017[J]. Lancet Public Health, 5(10): e551-e567.

Fan X, Zhang L, Li H, et al. 2020. Role of homocysteine in the development and progression of Parkinson's disease[J]. Ann Clin Transl Neurol, 7(11):2332-2338.

Martignoni E, Tassorelli C, Nappi G, et al. 2007. Homocysteine and Parkinson's disease: A dangerous liaison? [J]. J Neurol Sci, 257:31-37.

Murray L, Jadavji N. 2019. The role of one-carbon metabolism and homocysteine in Parkinson's disease onset, pathology and mechanisms[J]. Nutr Res Rev, 32(2):218-230.

# 第十一章 环境因素及生活习惯对帕金森病的影响

　　帕金森病是第二大类神经退行性疾病，其发病及病程都严重影响患者的生活质量。帕金森病的致病因素包括遗传因素、年龄、性别、生活方式等，其中遗传因素、年龄、性别的差异作为主导因素，然而，人们却常常忽略生活习惯对帕金森病的影响，拥有健康的生活状态是维持人体正常功能及抵抗疾病的重要前提，正确的生活方式对帕金森病的发病及病程发展有很大的影响。本章就环境因素、不良生活方式对帕金森病的影响进行了探讨，并提出有益于帕金森病患者延缓病期发展的良好生活习惯，帮助帕金森病患者重拾信心，积极对待疾病，恢复正常生活状态。

## 第一节 环境因素对帕金森病的影响

　　帕金森病最主要的病理特征是多巴胺能神经元数量减少、功能退化和体内分泌的多巴胺激素水平降低。帕金森病的致病因素分为内在因素和外在因素，内在因素包括帕金森病相关遗传基因突变、老化、性别等，外在因素包括环境、心理因素、药物、饮食、生活习惯等。外在因素对诱导帕金森病的发生有着不同程度的影响，本节将逐一进行阐述。

　　生活环境如何影响帕金森病的发生，这一问题在许多帕金森病相关研究中都有体现。大量研究表明，已知常用于研究帕金森病动物模型的药物包括 MPTP、鱼藤酮、6-羟多巴胺（6-OHDA）等，这些药物与农药、驱蚊剂、杀虫剂等化学物质结构相似，因此，人体长期接触以上化学物质，则患帕金森病的风险较高。除此之外，人类长期处于含较高金属元素、化学稀释剂等物质的环境中也易患帕金森病。常见的环境因素有以下几种：

　　**1.鱼藤酮（rotenone）**　化学式为 $C_{23}H_{22}O_6$，常存在于亚洲热带及

亚热带地区豆科鱼藤属植物根中，是一种具有很强的毒理性的物质。自20世纪40年代，鱼藤酮作为一种自然界存在的杀虫剂，广泛应用于农业、畜牧业等杀虫作业。鱼藤酮的杀虫原理主要是通过抑制害虫的呼吸，阻断线粒体电子传递链中NADH脱氢酶和辅酶Q的相互作用，从而使得害虫体内的ATP水平降低，体内能量消耗，且供应不足，最终达到杀虫的目的。鱼藤酮首次用于帕金森病动物模型是在1985年，由Heikkila课题组将鱼藤酮用于大鼠帕金森病模型制作中。此外，有研究通过静脉注射、腹腔注射等手段，利用鱼藤酮制作帕金森病动物模型，这些动物包括哺乳动物、斑马鱼、果蝇等，常使用大鼠及小鼠为研究的帕金森病动物模型。通过鱼藤酮药物的干扰，帕金森病动物模型实验结果显示动物脑部纹状体、黑致密质部多巴胺能神经元数量减少，神经元突起损伤，酪氨酸羟化酶蛋白表达水平降低，少量伴有胶质细胞增生，以及α-突出融合蛋白的沉积。大多研究除了观察鱼藤酮给药后动物脑部出现的帕金森病病理性特征外，还建立了大鼠及小鼠在鱼藤酮药物的干预下行为评分标准，结合行为学评价判断帕金森病动物模型是否建立成功。

大量通过鱼藤酮制作帕金森病动物模型的研究表明，鱼藤酮主要是通过以下几个途径对大脑神经系统产生毒性作用：线粒体氧化应激损伤；兴奋性氨基酸毒性；神经细胞凋亡；神经炎症；异常蛋白聚集。其中，氧化应激损伤是神经细胞损伤的重要致病因素。当生物体接触鱼藤酮时，进入体内的鱼藤酮可以选择性地聚集在线粒体中，与线粒体中的呼吸链复合酶I结合，阻断铁硫簇（Fe-S）与辅酶Q的作用，阻断ATP的合成，进而导致细胞内外离子失衡，发生酸中毒，最后引起细胞凋亡。此外，呼吸链复合酶I活性的持续性降低导致呼吸链中的正常电子传递异常，从而产生有害的自由基物质。因此，鱼藤酮诱导细胞发生的一系列生化反应能够造成急性神经细胞毒性损伤，产生帕金森病样病理性变化及行为症状。研究提示暴露于鱼藤酮的人群患帕金森病的危险系数高于非暴露人群，因此，人们应该提高自我防护意识，避免接触过多含有鱼藤酮的产品。

**2.MPTP**　1976年，第一次报道发现MPTP具有导致产生帕金森病样症状的毒性作用。在美国马里兰州，一位名叫Barry Kidston的化学系研究生，合成了一种名叫MPPP的阿片类镇痛剂，他将该药物静脉注射入体内，发现身体僵硬，不能说话，医院检查确诊为帕金森病，成为了少有的青年帕金森病病例。美国国立卫生院专家团队针对该病例展开调查，Barry Kidston 的尸检报告显示脑部大量黑质致密质部神经细胞凋亡，当时的研究者并未发现 Barry Kidston 自制合成的 MPPP 药物是如何诱发帕金森病的。此后，1982 年，多数美国加州年轻的披头士意外患上帕金森病，通过调查发现，这些患帕金森病的披头士都曾注射过半合成 MPPP 药物，美国加州医院医生 J. William Langston 对这种半合成的 H 药物进行成分分析，发现该药物含有一种杂质 MPTP。原因是 MPPP 在高温下断裂酯键产生 MPTP 这个副产物，而 MPTP 则是这些青年患帕金森病的重要致病因素，从此，该发现为帕金森病脑科疾病的研究打开了一扇新的大门。

MPTP 属于吡啶类衍生物，是除了鱼藤酮以外，目前最常用的制作帕金森病动物模型药物。MPTP 对神经细胞的毒性作用与鱼藤酮相似，但发挥神经毒性作用的并非 MPTP，而是 MPTP 的细胞代谢产物 $MPP^+$。MPTP 进入体内，通过脑内黑质细胞中单胺氧化酶 B（MAO-B）的代谢生成稳定的吡啶鎓离子（$MPDP^+$），该离子又进一步代谢为有毒的甲基-苯基四氢吡啶鎓离子（$MPP^+$），该离子的化学结构与多巴胺的结构相似。当 $MPP^+$ 在体内产生，多巴胺转运蛋白会将 $MPP^+$ 转运至黑质致密部中的神经元中，$MPP^+$ 的神经毒性机制主要是通过抑制线粒体呼吸链的电子传递工作。$MPP^+$ 是一种电子传递剂，与线粒体呼吸链中的复合酶 I 有很强的亲和力，能够与电子形成竞争性结合，导致电子流传递异常受阻，从而使能量物质 ATP 合成减少，触发一系列炎症反应，引起神经细胞酸中毒，进而诱导神经细胞凋亡。

目前，MPTP 广泛使用于制作帕金森病动物模型，大多数研究通过连续 1 周或者 1 个月对 SD（Sprague Dawley）大鼠或小鼠（C57BL/6）动物进行腹腔注射 MPTP，形成急性或慢性损伤，一般急性损伤时间短、恢复快，而慢性损伤持续时间久，更接近于人的帕金森病病理特征。慢性帕金森病模型鼠中，长期的 MPTP 干扰下，帕金森病模型动物发生帕金森病相关病理性变化和行为异常表现。MPTP 制作的帕金森病模型鼠还表现出行为上的异常，通过相关行为学实验，如水迷宫、旷场实验、避暗穿梭箱实验、爬杆实验、悬挂实验等进行帕金森病相关行为学评价，30 mg/kg 左右的 MPTP 注射剂量下，帕金森病模型鼠在以上行为学检测实验中的表现没有较显著差异，但当 MPTP 剂量注射增加时，正常组与 MPTP 注射组动物的行为学差异明显。虽然在不同 MPTP 剂量下，行为差异不明显，但是通过脑部纹状体及黑质部位进行形态学检测，包括苏木精-伊红染色（HE 染色）和酪氨酸羟化酶免疫组化染色（TH-IHC 染色）。HE 染色和 TH-IHC 染色法提示中脑纹状体及黑质致密部的神经元发生损伤至凋亡，多巴胺能神经细胞数量下降，TH 阳性细胞减少。

**3.农药**　除了这种由化学合成导致的 MPTP 杂质带来的危险因素外，人类的生存环境中也存在着与 MPTP 结构相似的物质，那就是人们常用于农业、林业、畜牧业中的农药，这类农药主要用来作杀虫剂、除草剂等。这类农药常包括百草枯、有机氯杀虫剂、有机磷农药、菊酯类杀虫剂、七氯、狄氏剂、滴滴涕（DDT）等，此类农药结构与鱼藤酮的化学架构不同，但与 MPTP 的结构极为相似，特别是百草枯。有研究调查发现帕金森病的发生率与当地的农药销售率成正比，有着很明显的剂量-效应相关趋势。此外，通过对帕金森病患者群进行城乡对比、接触农药的工作时间对比发现，农药的接触时间越长，则农药接触剂量增加，患帕金森病的风险升高，说明长时间接触农药是帕金森病致病的主要因素。

百草枯，作为一种常用的除草剂，具有广泛的适用性和广谱杀虫作用。百草枯的化学结构与 MPTP 的细胞代谢产物 $MPP^+$ 物质极为相似，其毒性作用也是通过破坏细胞内线粒体呼吸链的电子传递体系，进而破坏中脑纹状体和黑质部位中的多巴胺神经系统。但目前百草枯的毒理性作用机制还有争议。在百草枯与帕金森病患者相关性研究中，有研究者认为，百草枯发挥神经毒性作用主要是通过两种转运体系转运至脑内神经细胞中，包括中性氨基酸转运体系以及多巴胺转运蛋白体系。此外，百草枯对神经系统的破坏，不只通过竞争性结合呼吸链复合酶 I，还可以通过谷氨酸向外渗透，引起钙离子向内流动，激活一氧化氮合酶（NOS），引起细胞内一氧化氮（NO）的增多，并蔓延至多巴胺能神经末梢。持续的 NO 氧化应激损伤，不仅引起线粒体呼吸链电子传递系统紊乱，NO 还可以通过进一步的氧化作用，产生亚硝酸盐物质，诱导多巴胺能神经元凋亡。

$MPP^+$ 相似结构的农药还包括有机氯杀虫剂、狄氏剂等，这类杀虫剂诱导帕金森病发生的毒性作用机制与 MPP$^+$一样，也是通过破坏线粒体系统，造成细胞 ATP 能量衰竭，进而诱导细胞凋亡。通过细胞体外实验和动物体内给药实验发现，这类农药能够使酪氨酸羟化酶的表达减少，此外，动物实验表明这类农药能够诱导中脑纹状体和黑质部位的多巴胺能神经元细胞的凋亡，从而破坏多巴胺能神经系统。

**4. 锰矿等重金属元素** 帕金森病致病因素除了杀虫剂、除草剂等农药接触因素外，环境中重金属的接触也是帕金森病患病的重要危险因素。常年工作于矿石、岩石开采作业环境以及金属加工制作行业的人群患各种疾病的概率比常人要高很多，患神经退行性疾病的风险也会更高。除了环境中接触的金属物质，有研究调查发现这些金属元素还可以通过其他途径进入人体，比如食物。由于人类开采工作日益增加，以及自然的作用如岩石、土壤、矿石会通过风化、雨水等途径进入土壤和水体系统中，从而污染人的食物及饮水系统。

有研究通过对比正常人群与帕金森病患者脑部金属含量，发现金属元素对帕金森病致病起着重要的作用。有课题研究组通过对帕金森病患者和正常人的人体体液（血液和脑脊液）中的铅、铬、锰元素含量进行meta 分析，发现以上有毒金属与帕金森病致病有着重要的关联性。目前，已知与帕金森病致病有关的重金属种类包括锰、铬、镉、汞、铅等，虽然重金属与帕金森病患病关系一直受到争议，但也有研究者认为两者有一定的相关性。重金属可以通过食物、水源进入体内消化系统，或者通过呼吸道、皮肤进入人体的体液系统，再通过人体的血液循环作用，穿过血脑屏障，进入人的大脑神经系统，从而影响多巴胺能神经功能作用。随着暴露于重金属环境的时间增加，加速多巴胺能神经元的损伤，导致细胞凋亡。

# 第二节　生活习惯对帕金森病的影响

人的不良生活习惯也是引发帕金森病的危险因素之一。良好的生活习惯是预防疾病发生的重要基础，然而一些生活习惯并不利于帕金森病患者。比如，乳制品为正常人群日常摄取乳糖、蛋白质、脂肪等物质的重要来源，然而有研究表明，长期摄入乳糖，可引起大脑产生氧化应激反应，加速大脑衰老，影响记忆功能，因此，帕金森病患者摄入乳制品要控制一定的量，不建议食用过多含乳制品的食物。此外，少量饮酒可以改善人体血液循环系统，消除人体疲劳，然而长期饮酒也会造成神经兴奋，产生锥体外系运动障碍，饮酒的帕金森病患者较非饮酒的帕金森病患者神经保护作用较差。

## （一）不良生活习惯对帕金森病的影响

酒精、乳制品、吸烟和糖基化产物是影响帕金森病发病的四大危险因素。

**1.酗酒**　过多的酒精摄入会加重肝代谢负担，而且酒精代谢的副产物乙醛清除不及时，在体内富集会进一步引起炎症或者其他多种功能障碍。过多饮酒会导致多种运动功能障碍，如震颤、小脑共济失调等，酒精戒断也会引发帕金森病样症状，如步态僵硬、迟缓、肢体震颤、舞蹈样动作、做鬼脸、口舌运动困难、肌张力升高等。临床研究调查发现，酗酒人群戒断几天之后，会发生酒精中毒且伴有帕金森病样症状，持续时间较长，而普通非戒断性酒精中毒的帕金森病症状持续时间短，预后较好。酒精中毒与帕金森病有一定的关联性，酒精中毒者能够产生帕金森病样病变症状，但其发病机制与原发性帕金森病是有很大区别的，需要对酒精中毒患者进行脑部黑质 CT 和脑部 MRI 检查来进一步判断发病是否与酒精有关。

有研究者猜想酗酒戒断后的帕金森病致病原因主要与多巴胺受体的敏感性有关。多巴胺的合成和传递是控制运动系统的重要基础，多巴胺能神经元合成多巴胺途径受阻或抑制，都会导致运动功能障碍。有动物研究和临床案例表明，酒精可以导致神经细胞中的腺苷酸环化酶（adenylate cyclase，cAMP）活性降低，导致黑质功能障碍，但临床应用左旋多巴治疗酒精戒断后的帕金森病症状，并没有太明显的效果，所以酗酒戒断与帕金森病症状发生机制尚不清楚。然而，也有研究表示少量饮酒可以改善或减轻原发性震颤、痉挛、肌张力障碍等运动功能障碍。综上，少量饮酒或不饮酒对帕金森发病和愈后有着积极的作用，而酗酒则会导致帕金森病样症状且愈后较差。

**2.过量食用含有半乳糖的食物**　牛奶中含有乳糖、乳清蛋白、酪蛋白、脂肪和其他成分。在牛奶生产的过程当中，有可能会被细菌污染，特别是未经消毒的生牛奶。在污染的牛奶中发现的细菌包括大肠杆菌、沙门氏菌、气单胞菌、耶尔森菌、李斯特菌和克罗诺杆菌等。牛奶中的沙门氏菌可能是造成红皮病和 1500 万阿兹特克人死亡的原因。链霉菌可产生一种毒素，能够损害多巴胺能神经元。乳糖在肠道中被乳糖酶代谢，释放出葡萄糖和半乳糖。30%~70% 的成年人在成年后不产生乳糖酶，导致乳糖不耐受。衡量氧化压力的一个指标，血液中的 8-异前列腺素 $F_{2\alpha}$ 也会增加。3 杯牛奶相当于大约 15g 的半乳糖。半乳糖在烟酰胺腺嘌呤二核苷酸（NAD）的存在下被半乳糖脱氢酶氧化代谢，产生 D-半乳糖内酯。然而，哺乳动物的半乳糖脱氢酶的存在一直存在争议。在细菌中，半乳糖氧化酶通过产生氧自由基来代谢半乳糖。半乳糖氧化酶在人类中没有发现。肠道细菌含有半乳糖氧化酶，在摄入半乳糖后产生肠道氧化应激。半乳糖改变的肠道微生物群改变了食物的消化和对大脑健康至关重要的植物衍生营养物质的吸收。啮齿动物长期摄入半乳糖会导致记忆力下降、大脑损伤和外周氧化压力。

事实上，长期摄入半乳糖被用作加速啮齿动物衰老的模型。咖啡因可抑制啮齿动物模型中半乳糖引起的氧化应激。患有半乳糖血症的人类表现出许多大脑氧化应激的症状，包括神经变性、运动失衡、步态不稳和震颤。这些症状也出现在帕金森病中。半乳糖被醛糖还原酶还原代谢，形成半乳糖醇。半乳糖代谢的主要途径是由半乳糖激酶进行磷酸化形成半乳糖-1-磷酸。这形成了尿苷二磷酸（UDP）共轭物，最终转化为葡萄糖。半乳糖的氧化代谢可能是形成活性氧和氧化应激的原因。目前关于半乳糖脱氢酶的催化机制知之甚少，只知道它进行了氢化物转移。氢化物是一个质子和两个电子。氢化物转移到氧上会产生过氧化氢。这意味着该酶形成过氧化氢，而过氧化氢是一种强大的氧化剂，可以穿过细胞膜，损害核 DNA 和其他大分子。氢化物转移可能是氧化压力的重要原因。目前还不知道大脑中是否存在半乳糖脱氢酶。很明显，血液中高浓度的半乳糖会损害人脑。这种损害所涉及的机制还有待讨论。众所周知，半乳糖血症患者会在尿液中排泄半乳糖。半乳糖是由半乳糖脱氢酶自发或酶促降解半乳糖内酯的产物。这意味着人类中存在半乳糖脱氢酶。很明显，半乳糖的代谢会随着年龄的增长而改变。据报道，半乳糖脱氢酶没有随着年龄增长而变化。老年人的半乳糖激酶和半乳糖-1-磷酸尿苷转移酶的活性较低，后者可形成半乳糖 UDP 共轭物。这导致摄入半乳糖后血液中的半乳糖水平增加，并使老年人更容易受到半乳糖脱氢酶引起的半乳糖氧化应激。

**3.吸烟**　吸食少量烟草与大量烟草对帕金森病的影响具有差异性。烟草中的尼古丁在适当的小剂量下，会刺激大脑中的多巴胺释放，这可能是驱动尼古丁成瘾的奖励系统的一部分。这种多巴胺释放对帕金森病也有作用，似乎可以延迟发病。然而，大量吸烟会增加帕金森病的发病率，这可能是因为尼古丁刺激非神经元尼古丁乙酰胆碱受体（nAChR），增强了氧自由基的形成，从而损害了动脉。尼古丁还能下调GTP环化酶1表达，这对内皮细胞的健康至关重要。这种酶是四氢生物蝶呤合成中的限速酶，是酪氨酸羟化酶所需的辅助因子。尼古丁对酪氨酸羟化酶活性的影响涉及糖皮质激素。尼古丁使中脑的糖皮质激素水平升高。这些糖皮质激素会诱导酪氨酸羟化酶的合成。这对预防帕金森病是有益的。

**4.高糖基化终末产物**　现代饮食主要是经过热处理的，因此含有高水平的晚期糖基化终末产物（AGE）。已知AGE有助于增加氧化应激和炎症，这与最近的糖尿病和心血管疾病的流行有关。有研究建立了可用的AGE数据库，验证了AGE测试方法，比较了烹饪程序和抑制剂对新的AGE形成的影响，并介绍了减少日常生活中AGE消耗的实用方法。高脂肪和蛋白质的动物性食物通常富含AGE，在烹饪过程中容易形成新的AGE。相比之下，富含碳水化合物的食物，如蔬菜、水果、全谷物和牛奶，也含有相对较少的AGE，即使是在烹饪之后。AGE抑制化合物氨基胍抑制了烹饪过程中形成新的AGE，并通过湿热烹饪、较短的烹饪时间、低温烹饪使AGE显著减少。

帕金森病的特征是黑质致密部的神经细胞丢失，细胞内蛋白质包裹体如路易体和神经黑色素的积累被认为是帕金森病的病理标志。路易体主要含有神经丝蛋白，包括α-突触核蛋白。在生理条件下，α-突触核蛋白表现出一种自然展开的构象。然而，在病理情况下，它可以形成聚集物或低聚物，这被认为是最具细胞毒性的形式。α-突触核蛋白受到一些翻译后修饰，如氧化、磷酸化和糖基化，可能会促进聚集过程。值得注意的是，α-突触核蛋白是一种富含赖氨酸的蛋白质，包含15个可能是糖基化靶点的残基。事实上，最近的研究表明，AGE可诱导α-突触核蛋白的聚集。

此外，α-突触核蛋白出现纤维缠结可引起细胞氧化应激，导致高细胞毒性。在体内，组织化学分析显示，与对照组相比，帕金森病患者额叶皮质 AGE 和 RAGE 水平升高。这与早期的研究一致，认为糖氧化和氧化应激是以路易体形成为特征的疾病的重要致病因素，而 AGE 的交联有助于蛋白质沉积的形成。基于这些数据，我们可以推测 AGE 促进了 α-突触核蛋白的聚集和路易体的形成，从而参与了帕金森病的发病机制。

### （二）良好的生活习惯可预防及改善帕金森病

目前，无论是通过药物还是外科手术都无法完全治愈帕金森病。而一些良好的生活习惯对于提高帕金森病患者生活质量有着至关重要的作用。运动功能障碍是帕金森病的主要特征，以下就如何通过锻炼、改变饮食模式提高帕金森病患者身体机能并恢复正常生活进行阐述。

**1.体育锻炼**　无论是遗传因素、老化等内在的帕金森病致病因素，还是环境因素、不良生活习惯导致帕金森病发生，都可以通过持续、有效、安全、健康的生活习惯改善帕金森病症状。有研究表明，持续性运动能够保持成年人健康的生活状态。对于帕金森病患者来说，体育锻炼是一种有效预防帕金森病的手段，是对抗运动障碍的有效生活方式。运动方式有多种，主要包括有氧运动和无氧运动。有氧运动包括慢跑、游泳、瑜伽等，无氧运动包括俯卧撑、跳高、举重等，对于大多数帕金森病患者来说，有氧运动具有普遍适应性，适合大多数人，通过有氧运动，可以在增加免疫力的同时，克服运动功能障碍的恐惧心理，还可以提高睡眠质量。有研究表明，无氧运动可以作为帕金森病患者的药物辅助治疗手段，也有益处。

体育锻炼对帕金森病患者的保护作用可以通过多种途径来实现。有氧运动可以减少 α-突触核蛋白异常聚集蛋白的产生，增加脑内多巴胺水平，保证脑部供氧充足，提高细胞线粒体功能，防止细胞凋亡等。此外，体育锻炼会刺激乳酸的产生，乳酸是大脑神经元、内皮细胞和其他细胞的重要营养物质。乳酸还能抑制内皮细胞的瞬时受体电位阳离子通道 vanilloid 1，从而减少氧自由基的形成，保护血脑屏障。人体内存在一个肌-脑轴，因为运动中的肌细胞释放的营养物质和肌动素对大脑有益。肌肉分泌的穿过血脑屏障并有益于大脑的肌动素有鸢尾素和成纤维细胞生长因子 21 等。组织蛋白酶 B（cathepsin B）可以诱导大脑中的脑源性神经营养因子的合成。有一种与年龄有关的肌肉损失，即肌少症，随着年龄的增长，患者的运动变得更加困难。

体育锻炼增加了细胞中的氧通量，增加了过氧化氢的合成，过氧化氢迅速穿过膜并损害核 DNA。而这种损害激活了聚（ADP-核糖）聚合酶，该酶以 NAD 为底物，试图减少 DNA 损害。运动引起的轻度氧化应激似乎会诱发有利于大脑的保护机制。

**2.咖啡**　咖啡可以通过兴奋人体中枢神经系统，帮助人们高效地完成每天的工作，此外，还可以消除疲劳感，因此在全球广泛流行。咖啡还可以预防多种疾病，如糖尿病、肿瘤、阿尔茨海默病及帕金森病。目前，已有许多研究报道咖啡具有缓解及预防帕金森病的作用。有研究者发现每天摄入 3 杯左右的咖啡，咖啡的保护作用可以达到最大值。习惯性喝咖啡能够降低患帕金森病的风险。有研究发现，在习惯性喝咖啡人群中存在一种基因，编号为 GRIN2A，是降低患帕金森病风险的关键，咖啡因的摄取能够使该基因的表达水平上升，活性增加，同时也能提高咖啡对大脑的保护作用，延缓和预防帕金森病。咖啡因兴奋中枢系统的同时，也能提高脑认知功能，还可以预防帕金森病病程中出现的抑郁症状。有研究通过抑郁动物模型，长期摄入咖啡因，观察到动物抑郁状况有所改善，其作用机制主要与提高 5-羟色胺及多巴胺水平有关，也可通过阻止炎症的发生来预防抑郁。

咖啡对帕金森病有保护作用。咖啡中含有绿原酸、咖啡醇和其他酚类物质，还含有生物碱，如咖啡因和小茴香碱，以及其他次级代谢物。据报道，咖啡有许多健康作用，可防治心血管疾病、2 型糖尿病、癌症、抑郁症、帕金森病等。咖啡因可抑制腺苷 A2A 受体，在帕金森病的 MPTP 小鼠模型中具有神经保护作用。在大脑中，腺苷 A2A 受体与多巴胺受体形成异构体，因此对腺苷 A2A 受体的抑制会增加多巴胺受体的活性。咖啡因还能间接刺激酪氨酸羟化酶的活性，这对于预防帕金森病是很重要的。

**3.茶**　茶多酚是茶的一种重要的次级代谢产物，茶多酚化合物的种类已超过几千种。多酚类化合物分为两种：黄酮类与非黄酮类化合物。茶多酚在预防疾病中发挥着重要的作用，其抗氧化、消除炎症、抗细胞凋亡的作用都得到了验证，在预防神经退行性疾病中，有研究表明茶多酚可以通过 3 种通路来发挥作用，包括抗氧化应激、抗细胞凋亡、改善细胞信号通路。目前，细胞体外研究和动物体内研究均表明，茶叶中的茶多酚物质具有神经保护作用。在茶叶中发现几种生物碱，包括茶碱、咖啡因和可可碱，还存在一些苷类物质。茶叶中的多糖、单萜类化合物、矿物质、茶氨酸和其他成分已被报道。茶叶中的多酚含量具有抗氧化和其他活性。在一项安慰剂对照研究中，茶氨酸可减少睡眠潜伏期和焦虑，同时提高认知能力。茶氨酸能增强多巴胺 D1/5 受体的活性，并可能增加生物碱对帕金森病的保护作用。

细胞体内实验研究显示茶多酚可以通过消除有害的 NO 自由基、加强抗氧化酶的作用、螯合铁离子、提高线粒体呼吸链功能，达到抗氧化应激损伤的作用。此外，茶多酚还可以保护神经细胞免受α-突触核蛋白聚集蛋白的产生以及其毒性作用。绿茶中的黄酮物质，也就是表没食子儿茶素没食子酸酯（epigallocatechin gallate，EGCG）成分可以阻止α-突触核蛋白合成过程中的丝状体形成，从而减少α-突触核蛋白聚集蛋白的形成。多酚化合物还可以通过刺激神经细胞内的抗氧化信号通路，调控抗氧化蛋白的表达上升，如蛋白激酶 C（protein kinase C，PKC）、丝裂原激活的蛋白激酶（mitogen-activated protein kinase，MAPK）等。在多种帕金森病动物模型实验中，如鱼藤酮、MPTP、6-OHDA、百草枯等制作的帕金森病模型，茶多酚都起到了有效的神经保护作用。研究表明，在这些模型中，茶多酚不仅可以恢复运动功能，还可以防止脑部纹状体和黑质部位多巴胺能神经元的病变、凋亡，抑制氧化应激损伤，从而保护大脑功能和延缓帕金森病病情发展。

**4. 维生素 E**　维生素 E 是具有α-生育酚生物活性的一类物质，包括 4 种亚型（α，β，γ，δ）的生育酚和三烯酸，其中生育酚具有良好的抗氧化作用。研究表明，维生素 E 对于神经相关疾病有治疗作用。维生素 E 对缺血性脑损伤、脑外伤、癫痫、阿尔茨海默病、帕金森病、脑梗死等疾病都有一定的治疗和预防作用。人们的饮食习惯中，植物油是日常烹饪必不可少的，然而，植物油脂中多为不饱和脂肪酸，这种脂肪酸可与胆固醇结合形成酯类。此外，不饱和脂肪酸容易被氧化，形成脂褐质，可以加速细胞衰老，且在人体器官中分布广泛，脂褐质的沉积可以引起帕金森病的发生，导致细胞老化，脑功能障碍，记忆受阻。维生素 E 的抗氧化作用可以减少脂褐质的生成，从而保护多巴胺能神经细胞，达到预防帕金森病的目的。

维生素 E 是一种非常亲脂的抗氧化剂，可以保护脂质和其他亲脂分子免受氧化损害。高密度脂蛋白将维生素 E 运送到脑内皮细胞。清道夫受体 B 类 1 型可能负责将维生素 E 运送到大脑，这种运输机制限制了大脑对维生素 E 的摄取。维生素 E 对血脑屏障的保护对于预防帕金森病很重要，临床调查发现维生素 E 可以通过抗氧化应激以及减少氧化自由基的产生，从而缓解帕金森病症状。因此，日常补充维生素 E 可以预防帕金森病的发生和延缓帕金森病病情发展。

　　目前帕金森病患者数量不断上升，其中 5%~10% 的帕金森病人群的致病因素为遗传、老化等内在因素，而其余帕金森病患者大多受到环境因素、不良生活习惯等外在因素的影响。大多数人的帕金森病易感性存在种族、家族、性别差异，不常见的隐性遗传基因和其他不常见的遗传风险因素也可以引起帕金森病。总的来说，大多数的帕金森病可能是由几个因素引起的，这些因素导致了黑质中多巴胺能神经元的损害，这种损害随着年龄的增长而增加。①多巴胺能神经元自然会因多巴胺氧化而受到氧化压力。②脑和血脑屏障可因缺乏体育锻炼而受损，体育锻炼会产生对大脑健康至关重要的乳酸和肌动素。③饮酒也会损害血脑屏障。④老年人过量食用含有半乳糖的食物可能会诱发大脑氧化应激，增加多巴胺氧化所诱发的氧化应激。生活方式的干预可能有助于延迟或预防帕金森病，包括日常体育锻炼和限制半乳糖的摄入。这些生活方式因素可能解释了为什么不是每个人都会患病，部分原因为有些人的生活方式比其他人更健康，也有可能是有些人的半乳糖代谢能力优于其他人。因此，为了更好地预防帕金森病的发生，应该了解帕金森病的危险因素，同时改善饮食和生活方式。

（潘亭羽　乔沛丰　蔡志友）

## 参 考 文 献

班昕, 刘玉莹, 刘雪莹, 等. 2022. 饮食模式与体育锻炼对帕金森病的预防作用及高风险人群的研究现状[J]. 实用预防医学, 29(8):1020-1025.

陈世坚, 李舸, 张钰, 等. 2022. MPTP 诱导帕金森病小鼠亚急性与慢性模型的比较及评价[J]. 中国组织工程研究, 26(8):1247-1252.

成慧灵, 周美, 许茜, 等. 2022. 利用七氯对斑马鱼多巴胺神经元毒性影响构建帕金森病模型[J]. 广西医科大学学报, 39(7):1047-1053.

范怀敏, 孟德秀. 2019. 低蛋白饮食对美多巴治疗帕金森病患者疗效及日常生活能力的影响[J]. 临床合理用药杂志, 12(17):39-40.

龚家俊. 2020. 酒精戒断综合征的临床效果分析[J]. 临床研究, 28(5):27-29.

禾本. 2021. 维生素 C 和维生素 E 或可降低患帕金森的风险[J]. 中国果业信息, 38(7):52.

贺怡婷, 白亚楠, 何靓. 2022. 铅、铬、锰与帕金森症患病的 Meta 分析[J]. 安全与环境工程, 29(5):36-45.

寇楠楠. 2020. 茶叶对神经系统作用及健康伦理视域下茶之健康功能的实现[J]. 茶叶通讯, 47(1):152-155, 163.

吕海燕, 侯广玉, 朱梅. 2022. MPTP 致帕金森病动物模型的研究进展[J]. 实验动物科学, 39(4):64-68.

马翠红, 盛灿, 李爱芹. 2018. 吸烟史与帕金森病患者认知障碍的相关性[J]. 广东医学, 39(6):890-892.

毛美玲, 关银瑞, 闫咏梅, 等. 2022. 鱼藤酮致帕金森病模型的最佳造模方法探讨[J]. 中西医结合心脑血管病杂志, 20(9):1611-1616.

王开达, 王兴臣, 姬琳. 2021. 晚期糖基化终末产物受体在帕金森病中的作用研究进展[J]. 生理科学进展, 52(3):203-206.

希区客. 2021. 环境污染与帕金森病[J]. 世界科学, 3:19-22.

佚名. 2018. 科学家:咖啡含对抗大脑衰老物质或可延缓帕金森症[J]. 中国食品学报, 18(12):51.

赵晋英, 莫传凤, 曾佳佳, 等. 2021. 鱼藤酮诱导的帕金森病小鼠脉络丛巨噬细胞增多和活化[J]. 神经解剖学杂志, 37(2):175-181.

# 附录1　统一帕金森病评定量表

末次服药时间＿＿＿＿＿＿＿＿＿＿＿＿　检查时间＿＿＿＿＿＿＿＿＿＿＿
□开期　□关期　服用药物＿＿＿＿＿＿＿＿＿＿＿＿＿＿＿＿＿＿＿＿＿

## I　精神、行为和情绪

M1 智力损害
- □0分：无
- □1分：轻微智力损害，持续健忘，能部分回忆过去的事件，无其他困难
- □2分：中等记忆损害，有定向障碍，解决复杂问题有中等程度的困难
- □3分：严重记忆损害伴时间及（经常有）地点定向障碍，解决问题有严重困难
- □4分：严重记忆损害，仅保留人物定向，不能作出判断或解决问题，生活需要他人帮助

M2 思维障碍（由于痴呆或药物中毒）
- □0分：无
- □1分：生动的梦境
- □2分："良性"幻觉，自知力良好
- □3分：偶然或经常的幻觉或妄想，无自知力，可能影响日常活动
- □4分：持续的幻觉、妄想或富于色彩的精神病,不能自我照料

M3 抑郁
- □0分：无
- □1分：悲观和内疚时间比正常多，持续时间不超过1周
- □2分：持续抑郁（1周或以上）
- □3分：持续抑郁伴自主神经症状（失眠、食欲减退、体重下降、兴趣降低）
- □4分：持续抑郁伴自主神经症状和自杀念头或意愿

M4 动力或始动力
- □0分：正常
- □1分：比通常缺少决断力，较被动
- □2分：对选择性（非常规）活动无兴趣或动力
- □3分：对每天的（常规）活动无兴趣或动力
- □4分：退缩，完全无动力

## II. 日常生活活动

M5 言语 (接受)
- □0分：正常
- □1分：轻微受影响，无听懂困难
- □2分：中度受影响，有时要求重复才听懂
- □3分：严重受影响，经常要求重复才听懂
- □4分：经常不能理解

**M6 唾液分泌**
□0 分：正常
□1 分：口腔内唾液分泌轻微但肯定增多，可能有夜间流涎
□2 分：中等程度的唾液分泌过多，可能有轻微流涎
□3 分：明显过多的唾液伴流涎
□4 分：明显流涎，需持续用纸巾或手帕擦拭

**M7 吞咽**
□0 分：正常
□1 分：极少呛咳
□2 分：偶然呛咳
□3 分：需进软食
□4 分：需要鼻饲或胃造瘘进食

**M8 书写**
□0 分：正常
□1 分：轻微缓慢或字变小
□2 分：中度缓慢或字变小，所有字迹均清楚
□3 分：严重受影响，不是所有字迹均清楚
□4 分：大多数字迹不清楚

**M9 切割食物和使用餐具**
□0 分：正常
□1 分：稍慢和笨拙，但不需要帮助
□2 分：尽管慢和笨拙，但能切割多数食物，需要某种程度的帮助
□3 分：需要他人帮助切割食物，但能自己缓慢进食
□4 分：需要喂食

**M10 着装**
□0 分：正常
□1 分：略慢，不需帮助
□2 分：偶尔需要帮助扣钮扣及将手臂放进衣袖
□3 分：需要相当多的帮助，但还能独立做某些事情
□4 分：完全需要帮助

**M11 个人卫生**
□0 分：正常
□1 分：稍慢，但不需要帮助
□2 分：需要帮助淋浴或盆浴，或做个人卫生很慢
□3 分：洗脸、刷牙、梳头及洗澡均需帮助
□4 分：需导尿或其他器械帮助

**M12 翻身和整理床单**
□0 分：正常
□1 分：稍慢且笨拙，但无需帮助
□2 分：能独立翻身或整理床单，但很困难
□3 分：能起始，但不能完成翻身或整理床单
□4 分：完全需要帮助

M13 跌跤（与冻结无关）
□0 分：无
□1 分：偶有
□2 分：有时有，少于每天 1 次
□3 分：平均每天 1 次
□4 分：多于每天 1 次

M14 行走中冻结
□0 分：无
□1 分：少见，可有启动困难
□2 分：有时有冻结
□3 分：经常有，偶有因冻结跌跤
□4 分：经常因冻结跌跤

M15 行走
□0 分：正常
□1 分：轻微困难，可能上肢不摆动或倾向于拖步
□2 分：中度困难，但稍需或不需帮助
□3 分：严重行走困难，需要帮助
□4 分：即使给予帮助也不能行走

M16 震颤
□0 分：无
□1 分：轻微，不常有
□2 分：中度，感觉烦恼
□3 分：严重，许多活动受影响
□4 分：明显，大多数活动受影响

M17 与帕金森病有关的感觉主诉
□0 分：无
□1 分：偶然有麻木、麻刺感或轻微疼痛
□2 分：经常有麻木、麻刺感或轻微疼痛，不痛苦
□3 分：经常的痛苦感
□4 分：极度的痛苦感

## Ⅲ. 运动检查

M18 言语(表达)
□0 分：正常
□1 分：表达、理解和(或)音量轻度下降
□2 分：单音调，含糊但可听懂，中度受损
□3 分：明显损害，难以听懂
□4 分：无法听懂

M19 面部表情
□0 分：正常
□1 分：略呆板，可能是正常的"面无表情"
□2 分：轻度但肯定是面部表情差
□3 分：中度表情呆板，有时张口
□4 分：面具脸，几乎完全没有表情，口张开在 1/4 英寸(0.6 cm)或以上

M20 静止性震颤
M20a 面部、嘴唇、下颌
□0 分：无
□1 分：轻度，有时出现
□2 分：幅度小而持续，或中等幅度间断出现
□3 分：幅度中等，多数时间出现
□4 分：幅度大，多数时间出现

M20b 右上肢
□0 分：无
□1 分：轻度，有时出现
□2 分：幅度小而持续，或中等幅度间断出现
□3 分：幅度中等，多数时间出现
□4 分：幅度大，多数时间出现

M20c 左上肢
□0 分：无
□1 分：轻度，有时出现
□2 分：幅度小而持续，或中等幅度间断出现
□3 分：幅度中等，多数时间出现
□4 分：幅度大，多数时间出现

M20d 右下肢
□0 分：无
□1 分：轻度，有时出现
□2 分：幅度小而持续，或中等幅度间断出现
□3 分：幅度中等，多数时间出现
□4 分：幅度大，多数时间出现

M20e 左下肢
□0 分：无
□1 分：轻度，有时出现
□2 分：幅度小而持续，或中等幅度间断出现
□3 分：幅度中等，多数时间出现
□4 分：幅度大，多数时间出现

M21 手部动作性或姿势性震颤
M21a 右上肢
□0 分：无
□1 分：轻度，活动时出现
□2 分：幅度中等，活动时出现
□3 分：幅度中等，持物或活动时出现
□4 分：幅度大，影响进食

M21b 左上肢
□0 分：无
□1 分：轻度，活动时出现
□2 分：幅度中等，活动时出现
□3 分：幅度中等，持物或活动时出现
□4 分：幅度大，影响进食

M22 强直

M22a 颈部
□0 分：无
□1 分：轻度，或仅在镜像运动及加强试验时可查出
□2 分：轻到中度
□3 分：明显，但活动范围不受限
□4 分：严重，活动范围受限

M22b 右上肢
□0 分：无
□1 分：轻度，或仅在镜像运动及加强试验时可查出
□2 分：轻到中度
□3 分：明显，但活动范围不受限
□4 分：严重，活动范围受限

M22c 左上肢
□0 分：无
□1 分：轻度，或仅在镜像运动及加强试验时可查出
□2 分：轻到中度
□3 分：明显，但活动范围不受限
□4 分：严重，活动范围受限

M22d 右下肢
□0 分：无
□1 分：轻度，或仅在镜像运动及加强试验时可查出
□2 分：轻到中度
□3 分：明显，但活动范围不受限
□4 分：严重，活动范围受限

M22e 左下肢
□0 分：无
□1 分：轻度，或仅在镜像运动及加强试验时可查出
□2 分：轻到中度
□3 分：明显，但活动范围不受限
□4 分：严重，活动范围受限

M23 手指拍打试验（拇食指尽可能大幅度、快速地做连续对掌动作）

M23a 右手
□0 分：正常（≥15 次/5 秒）
□1 分：轻度减慢和(或)幅度减小（11～14 次/5 秒）
□2 分：中等障碍，有肯定的早期疲劳现象，运动中可以有偶尔的停顿（7～10 次/5 秒）
□3 分：严重障碍，动作起始困难或运动中有停顿（3～6 次/5 秒）
□4 分：几乎不能执行动作（0～2 次/5 秒）

M23b 左手
□0 分：正常（≥15 次/5 秒）
□1 分：轻度减慢和(或)幅度减小（11～14 次/5 秒）
□2 分：中等障碍，有肯定的早期疲劳现象，运动中可以有偶尔的停顿（7～10 次/5 秒）
□3 分：严重障碍，动作起始困难或运动中有停顿（3～6 次/5 秒）
□4 分：几乎不能执行动作（0～2 次/5 秒）

M24 手运动（尽可能大幅度地做快速连续的伸掌握拳动作）
M24 a 右手
□0 分：正常
□1 分：轻度减慢或幅度减小
□2 分：中度障碍，有肯定的早期疲劳现象，运动中可以有偶尔的停顿
□3 分：严重障碍，动作起始时经常犹豫或运动中有停顿
□4 分：几乎不能执行动作

M24 b 左手
□0 分：正常
□1 分：轻度减慢或幅度减小
□2 分：中度障碍，有肯定的早期疲劳现象，运动中可以有偶尔的停顿
□3 分：严重障碍，动作起始时经常犹豫或运动中有停顿
□4 分：几乎不能执行动作

M25 轮替动作（两手垂直或水平作最大幅度的旋前和旋后动作）
M25a 右手
□0 分：正常
□1 分：轻度减慢或幅度减小
□2 分：中度障碍，有肯定的早期疲劳现象，偶在运动中出现停顿
□3 分：严重障碍，动作起始时经常犹豫或运动中有停顿
□4 分：几乎不能执行动作

M25b 左手
□0 分：正常
□1 分：轻度减慢或幅度减小
□2 分：中度障碍，有肯定的早期疲劳现象，偶在运动中出现停顿
□3 分：严重障碍，动作起始时经常犹豫或运动中有停顿
□4 分：几乎不能执行动作

M26 腿部灵活性（连续快速地脚后跟踏地，腿完全抬高，幅度约为 2 英寸）
M26a 右下肢
□0 分：正常
□1 分：轻度减慢或幅度减小
□2 分：中度障碍，有肯定的早期疲劳现象，偶在运动中出现停顿
□3 分：严重障碍，动作起始时经常犹豫或运动中有停顿
□4 分：几乎不能执行动作

M26b 左下肢
□0 分：正常
□1 分：轻度减慢或幅度减小
□2 分：中度障碍，有肯定的早期疲劳现象，偶在运动中出现停顿
□3 分：严重障碍，动作起始时经常犹豫或运动中有停顿
□4 分：几乎不能执行动作

M27 起立（患者双手臂抱胸从直背木椅或金属椅子站起）
□0 分：正常
□1 分：缓慢，或可能需要试 1 次以上
□2 分：需扶扶手站起
□3 分：向后倒的倾向，必须试几次才能站起，但不需帮助
□4 分：没有帮助不能站起

M28 姿势
- □0 分：正常直立
- □1 分：不很直，轻度前倾，可能是正常老年人的姿势
- □2 分：中度前倾，肯定是不正常，可能有轻度的向一侧倾斜
- □3 分：严重前倾伴脊柱后突，可能有中度的向一侧倾斜
- □4 分：显著屈曲，姿势极度异常

M29 步态
- □0 分：正常
- □1 分：行走缓慢，可有曳步，步距小，但无慌张步态或前冲步态
- □2 分：行走困难，但还不需要帮助，可有某种程度的慌张步态、小步或前冲
- □3 分：严重异常步态，行走需帮助
- □4 分：即使给予帮助也不能行走

M30 分：姿势的稳定性（突然向后拉双肩时所引起姿势反应，患者应睁眼直立，双脚略分开并做好准备）
- □0 分：正常
- □1 分：后倾，无需帮助可自行恢复
- □2 分：无姿势反应，如果不扶可能摔倒
- □3 分：非常不稳，有自发的失去平衡现象
- □4 分：不借助外界帮助不能站立

M31 躯体少动（梳头缓慢，手臂摆动减少，幅度减小，整体活动减少）
- □0 分：无
- □1 分：略慢，似乎是故意的，在某些人可能是正常的，幅度可能减小
- □2 分：运动呈轻度缓慢和减少，肯定不正常，或幅度减小
- □3 分：中度缓慢，运动缺乏或幅度小
- □4 分：明显缓慢，运动缺乏或幅度小

## IV.治疗的并发症

A. 异动症
M32 持续时间：(异动症存在时间所占 1 天觉醒状态时间的比例－病史信息)
- □0 分：无
- □1 分：1%～25%
- □2 分：26%～50%
- □3 分：51%～75%
- □4 分：76%～100%

M33 残疾：(异动症所致残疾的程度－病史信息，可经检查修正)
- □0 分：无残疾
- □1 分：轻度残疾
- □2 分：中度残疾
- □3 分：严重残疾
- □4 分：完全残疾

M34 痛性异动症所致疼痛的程度
- □0 分：无痛性异动症
- □1 分：轻微
- □2 分：中度
- □3 分：严重
- □4 分：极度

M35 清晨肌张力不全
□0 分：无
□1 分：有

B. 临床波动
M36 "关"是否能根据服药时间预测
□0 分：不能
□1 分：能

M37 "关"是否不能根据服药时间预测
□0 分：不是
□1 分：是

M38 "关"是否会突然出现（如持续数秒钟）
□0 分：不会
□1 分：会

M39 "关"平均所占每天觉醒状态时间的比例
□0 分：无
□1 分：1%～25%
□2 分：26%～50%
□3 分：51%～75%
□4 分：76%～100%

C.其他并发症
M40 患者有无食欲减退、恶心或呕吐
□0 分：无
□1 分：有

M41 患者是否有睡眠障碍（如失眠或睡眠过多）
□0 分：无
□1 分：有

M42 患者是否有直立性低血压或头晕
□0 分：无
□1 分：有

## N Hoehn-Yahr 分期

目前此患者的 Hoehn-Yahr 分期是：□

□0　无体征

□1.0　单侧患病

□1.5　单侧患病，并影响到中轴的肌肉

□2.0　双侧患病，未损害平衡

□2.5　轻度双侧患病，姿势反射稍差，但是能自己纠正

□3.0　双侧患病，有姿势平衡障碍，后拉试验阳性

□4.0　严重的残疾，但是能自己站立或行走

□5.0 不能起床，或生活在轮椅上

## 帕金森病统一评分量表(unified parkinson's disease rating scale，UPDRS)

### 一、介绍

帕金森病统一评分量表在本文中总共列出六个分量表；第一分量表用于判断 PD 患者的精神活动、行为和情感障碍程度，第二分量表用于判断 PD 患者的日常生活能力，第三分量表用于判断 PD 患者的运动功能，第四分量表用于判断 PD 患者治疗一周内出现的治疗并发症，第五分量表用于判断 PD 患者病程中疾病发展程度，第六分量表用于判断 PD 患者在活动功能最佳状态("开"期)和在活动功能最差状态("关"期)程度上的差别。通过这些量表的评判，仔细分析后可对 PD 患者的运动、日常生活能力、病程发展程度、治疗后的状态、治疗的副作用和并发症等方面作出一个十分客观的评判，所以对于一个研究工作来说是十分必要的。但是 UPDRS 项目繁多，做一次评分要花很多时间，故临床应用上有一定的不方便。为此，有人常常取其中几个分量表予以评判 PD 患者的病情。其中最常用的分量表为第三分量表，用于判断 PD 患者的运动功能；第五分量表用于判断 PD 患者病程中疾病发展的程度。

UPDRS 各个分量表是用于判断 PD 患者一部分症状或治疗的并发症。虽然此表内容项目繁多，但总的评分项目具有连贯性、统一编号。

### 二、内容

**1. UPDRS 的第一分量表(UPDRS subscale 1)对于 PD 患者的精神活动、行为和情感障碍的评分**

下列项目中(1~17 项)每一项目的计分值用 0、1、2、3、4 五个等级。分值越高，PD 患者的症状越重。

(1) 智能损害

0 分：正常

1分：轻度损害。有持续健忘，但保留对事物的部分记忆。无其他智能障碍。

2分：中度记忆丧失。有定向障碍，中等程度的处理复杂问题发生困难。家务和家中活动受累，偶尔被人催促。

3分：严重记忆丧失。有定向、时间、地点判断障碍。

4分：严重记忆丧失。定向力全面障碍，仅保留对人的判断。不能处理和解决问题；不能单独生活，多处需人帮助。

(2) 思维障碍(由于痴呆和药物中毒)

0分：无思维障碍。

1分：有生动的梦境。

2分：有一般性不重的幻觉，并具洞察力。

3分：偶尔或频发的幻觉或妄想，不具洞察力，以致影响日常生活。

4分：一直有幻觉、妄想或明显精神障碍，不能自理。

(3) 抑郁

0分：无。

1分：忧伤和内疚发生时间长于正常人，但不持续数周或数天。

2分：长久性的抑郁，可持续一周或更长时间。

3分：长久性的抑郁和自主神经症状(失眠、厌食、体重下降、缺乏兴趣)

4分：长久性的抑郁和自主神经症状，有自杀意图或倾向。

(4) 主动性

0分：正常。

1分：与正常比缺乏主见，显得被动。

2分：缺乏主动性，对某些日常的特别活动缺乏兴趣。

3分：缺乏主动性，对日常活动缺乏兴趣。

4分：完全缺乏兴趣性，呈现退缩。

**2. UPDRS 的第二分量表(UPDRS subscale Ⅱ)　对于 PD 患者的日常生活能力的评分**

(5)语言构音

0 分：正常。

1 分：轻度不清楚，但理解无困难。

2 分：中度不清楚，有时要求其重复陈述。

3 分：严重不清楚，经常要求其重复陈述。

4 分：大多数时候听不懂。

(6) 唾液分泌

0 分：正常。

1 分：轻度唾液分泌过多，可出现夜间流涎。

2 分：中度唾液分泌过多，轻微流涎。

3 分：明显唾液分泌过多，有流涎。

4 分：明显流涎，经常用纸或手帕揩拭。

(7) 吞咽

0 分：正常。

1 分：很少呛咳。

2 分：有时呛咳。

3 分：需要进软食。

4 分：需留置胃管或胃造瘘喂食。

(8) 书写和笔迹

0 分：正常。

1 分：轻度缓慢或字迹变小。

2 分：中度缓慢或字迹变小，但各个字均可辨认。

3 分：严重影响，字迹中并非所有字都可辨认。

4 分：大多数字不能辨认。

(9) 刀切食物和持握餐具

0分：正常。

1分：有点缓慢和笨拙，但不需帮助。

2分：虽然缓慢而笨拙，但能切大多数食物，需一些帮助。

3分：需别人切食物、夹菜，但仍能缓慢进食。

4分：需要喂食。

(10) 穿衣

0分：正常。

1分：有些缓慢，但不需要帮助。

2分：偶尔需要帮助其扣钮扣和手臂伸入衣袖。

3分：需要相当多的帮助，仅能单独完成少数动作。

4分：完全需要帮助。

(11) 盥洗

0分：正常。

1分：有些慢，但不需帮助。

2分：淋浴或坐浴需人帮助，其他盥洗可非常缓慢完成。

3分：洗面、刷牙、梳头去洗手间需人照料。

4分：需用导尿管及其他便器。

(12) 卧床翻身和盖好被褥

0分：正常。

1分：有些缓慢和笨拙，但不需要帮助。

2分：能独自翻身或盖好被褥，但有很大困难。

3分：尽管能独自试翻身和盖被褥，但不能独立完成。

4分：需照料。

(13) 跌倒(与僵直无关)

0分：无。

1分：很少跌倒。

2分：偶尔跌倒，平均每天少于 1 次。

3分：平均每天跌倒 1 次。

4分：平均每天跌倒 1 次以上。

(14) 步行中僵住

0分：无。

1分：偶尔出现步行中僵住，仅在起步时呈犹豫状态(起步难或十分缓慢)。

2分：偶尔行走中出现僵住，每天少于 1 次。

3分：常有僵住，偶尔因僵住而跌倒。

4分：常常因僵住而跌倒。

(15) 步行

0分：正常。

1：轻度困难，无手臂摆动或拖步。

2分：中度困难，很少需要帮助或不需要支撑物。

3分：严重行走困难，需支撑物。

4分：即使有支撑物也不能步行。

(16) 震颤

0分：无。

1分：轻度，不经常出现，患者不觉麻烦。

2分：中度，给患者造成麻烦。

3分：严重，干扰很多动作。

4分：十分明显，而干扰大多数动作。

(17) 与帕金森综合征有关的感觉诉述.

0分：无。

1分：偶尔有麻、刺或轻度疼痛。

2分：常有麻、刺或痛，并不使患者痛苦。

3分：常有疼痛。

4分：剧烈疼痛。

**3. UPDRS 的第三分量表(UPDRS subscaleⅢ)** 下列运动检查表格中(18～31 项)每一项目的计分值用 **0、0.5、1.0、1.5、2.0、2.5、3.0、3.5、4.0；5 个等级中的 4 个等级有 0.5 的高低之差。检查 PD 患者运动体征得分越高，病情越严重**

(18) 言语

0 分：正常。

1 分：言语的声调，发音音量轻度损害。

2 分：语音含糊不清，但能听懂。

3 分：吐字单调，含糊不清，难以听懂。

4 分：语言含糊，难以听懂。

(19) 面部表情

0 分：正常。

1 分：面部表情呆板，表情动作轻微减少。

2 分：面部表情肯定异常减少，但程度较轻。

3 分：面部表情中度损害，但仍能张口、两唇分开。

4 分：呈面具脸，面部表情严重或完全消失，张口时仅双唇分开0.5cm 左右。

(20) 静止性震颤

面、唇和下颌　右臂　左臂　右腿　左腿

0 分：无。

1 分：偶尔有轻度震颤。

2 分：持久存在较小振幅的震颤或间断出现中等振幅的震颤。

3 分：持续较久的中等振幅的震颤。

4 分：持续较久的大幅度震颤。

(21) 双手动作性震颤或位置性震颤

右臂　左臂

0 分：无。

1 分：仅动作时手部轻微震颤。

2 分：动作时有中等幅度震颤。

3 分：动作时或手处于某一位置时有中等幅度的震颤。

4 分：明显动作性震颤，影响和妨碍进食。

(22) 强直(端坐放松体位，患者做肢体大关节被动动作，只判断张力高低，不考虑齿轮感觉)

颈　右臂　左臂　右腿　左腿

0 分：无。

1 分：引发肢体相对或相邻动作时觉察张力轻度增高。

2 分：轻到中度增高。

3 分：明显增高，但动作活动范围不受限。

4 分：严重增高，妨碍受试肢体达到最大活动范围。

(23) 手指拍打(最大程度的拇—示指拍打，两手分别执行)

右手　左手

0 分：正常(≥15 次 / 5 秒)。

1 分：11～14 次 / 5 秒；速度轻度减慢，幅度轻度变小。

2 分：7～10 次 / 5 秒，中度损害，幅度越来越小，拍打中偶尔可有停顿。

3 分：3～6 次 / 5 秒，严重损害，运动开始时十分缓慢，如犹豫状态或动作进行中有暂停现象。

4 分：0～2 次 / 5 秒，几乎不能完成拍打动作。

(24) 手部运动(单手最大幅度快速握拳、张开运动，两手分别执行)

右手　左手

0 分：正常。

1 分：动作轻度减慢，幅度轻度减小。

2 分：中度损害，幅度越来越小，似疲劳状，运动中偶尔有暂停。

3 分：严重损害，动作开始时缓慢，如犹豫状态，动作进行中有暂停现象。

4 分：几乎不能完成测试。

(25) 双手快速同时轮替动作(可用双手交替翻正、垂直或水平的反向动作)

右手 左手

0 分：正常。

1 分：轻度减慢，(或)幅度轻度变小。

2 分：明显受累。幅度越来越小，偶尔有停顿状态。

3 分：严重受累。动作开始时十分缓慢如犹豫状态或动作进行中有暂停现象。

4 分：几乎不能完成测试。

(26) 下肢灵活度(最快的反复颠起足跟动作，抬起整个腿部。足跟抬高 6cm，约 3 英寸)

右腿 左腿

0 分：正常。

1 分：动作轻度减慢，幅度轻度变小。

2 分：中度损害。幅度越来越小，似疲劳状态，动作中偶尔有暂停。

3 分：严重损害。动作开始时缓慢，犹如犹豫状态。动作进行中有暂停现象。

4 分：几乎不能完成测试。

(27) 从椅中起立(双手交叉抱在胸前，从木或铁靠背椅中起立)

右手 左手

0 分：正常。

1 分：缓慢，可能需尝试 1 次以上才完成。

2 分：需撑椅子把手才起立。

3 分：易跌回椅中；需尝试 1 次以上，没有他人帮助时，努力撑才能站起。

4 分：无他人帮助不能站起。

(28) 姿势

0 分：正常。

1分：不完全立直，轻度前倾，犹如老年人状态。

2分：中度前倾姿势，显得异常；也可轻微向一侧倾斜。

3分：严重前倾、弯背，也可中度向一侧歪斜。

4分：躯体明显弯曲，姿势极度异常。

(29) 步态

0分：正常。

1分：行走缓慢，可小步曳行，但无慌张或前冲步态。

2分：行走困难，但很少或不需扶持，可有一定程度的慌张、小步或前冲。

3分：严重步态障碍，需扶助。

4分：无法行走，甚至扶助时也无法行走。

(30) 姿势平衡(睁眼直立、双足稍分开，做好准备。检查者在身后突然推拉肩部的反应)

0分：正常。

1分：后仰，但不需要帮助而恢复直立状。

2分：姿势反应消失。如检查者不扶住患者可跌倒。

3分：非常不稳，有自发失去平衡的倾向。

4分：无人扶助不能站立。

(31) 身体运动迟缓和减少(包括协同缓慢、犹豫状态、手臂摆动减少，全身运动幅度小而慢)

0分：无。

1分：动作轻微减慢，像是审慎行事，对某些人来说可能是正常，但幅度减小。

2分：动作轻度减慢，动作肯定异常减少，有时动作幅度减小。

3分：动作中度减慢、减少，动作幅度减小。

4分：动作明显减慢、减小，动作幅度很小。

**4．UPDRS 的第四分量表(UPDRS subscaleⅣ) 对于 PD 患者治疗 1 周内出现的治疗并发症(运动障碍和症状波动)的评分**

**运动障碍**

(32) 运动障碍持续时间

病史回顾劳动日一日中有多少时间出现运动障碍?

0 分：无。

1 分：一日中 1%～25%的时间。

2 分：一日中 26%～50%的时间。

3 分：一日中 51%～75%的时间。

4 分：一日中 76%～100%的时间。

(33) 功能障碍

病史回顾运动障碍时功能丧失的程度如何?(本项内容可经检查医师修正)

0 分：无功能障碍。

1 分：轻度功能障碍。

2 分：中度功能障碍。

3 分：重度功能障碍。

4 分：完全功能障碍。

(34) 疼痛所致运动障碍

运动障碍时如何疼痛?

0 分：无疼痛性运动障碍

1 分：轻度。

2 分：中度。

3 分：重度。

4 分：极重。

(35) 清晨出现的肌张力障碍

0 分：无。

1 分：有。

**临床症状波动**

(36) 是否"关"期出现可根据一个用药后的时间来预测?

0分：不可预测。

1分：可以预测。

(37) 是否"关"期出现不可根据一个用药后的时间来预测?

0分：可预测。

1分：不可预测。

(38) 是否"关"期均突然发生(如几秒钟内)

0分：并非如此。

1分：是。

(39) 患者清醒一日中平均"关"期的时间?

0分：无关期。

1分：一日中 1%～25% 的时间。

2分：一日中 26%～50% 的时间。

3分：一日中 51%～75% 的时间。

4分：一日中 76%～100% 的时间。

**5. UPDRS 的第五分量表(UPDRS subscale V) HOEHN&YAHR 评分用于症状严重度的分级**

0级：无疾病体征。

1级：单侧肢体症状。

1.5级：单侧肢体＋躯干症状。

2级：双侧肢体症状。平衡无障碍。

2.5级：轻度双侧肢体症状。当双腿并拢闭眼站立时，被轻推后能维持平衡。

3级：轻到中度双侧肢体症状。上述站立时轻推后不能维持平衡。患者的许多功能受限制，但有时仍能工作(取决于工种)和仍能自我照顾。转弯变慢。

4级：严重障碍，症状俱全。患者虽能行走和站立但已受到严重损害。

5级：患者限制在轮椅或床上，需人照料

**6. UPDRS 的第六分量表 (UPDRS subscale Ⅵ)** 本表为改良的 **Schwab England** 评分。对于 **PD** 患者在活动功能最佳状态("开"期)和在活动功能最差状态("关"期)程度的评分。可在研究检查处搜集病史来评定。如果本表不适用，可标记 **X**

由医务人员或患者评估

100%——完全独立，能做各种家务，速度不慢，毫无困难，或受损。

90%——完全独立，能做各种家务，速度稍慢、有一定的困难或受损，可能需要双倍时间。

80%——能独立完成大部分家务，但需双倍时间，感到吃力、速度缓慢。

70%——不能完全独立，做某些家务较困难，需 3～4 倍的时间，做家务需用 1 天的大部分时间。

60%——某种程度独立，能做大部分家务，但极为缓慢和费力，出错误，某些家务不能做。

50%——更多地依赖他人，半数需要帮助，任何事情均感困难。

40%——极需依赖他人，在帮助下做各种家务，但很少独立完成。

30%——费力，有时一些家务可独立做开头，需要更多帮助。

20%——生活不能自理，对一些家务能帮少量的忙，严重残疾。

10%——完全依赖他人，不能自理，完全残疾。

0%——自主神经功能障碍如吞咽困难，大小便失禁，卧床。

# 附录 2  Berg 平衡量表

| 项目 | 指令 | 评分 |
|------|------|------|
| 1.由坐到站 | 指令：尽量不用手支撑，站起来 | 4 分：不用支撑站起来，且保持稳定<br>3 分：能用手支撑站起来，且保持稳定<br>2 分：尝试几次后，能用手支撑站起来<br>1 分：站起来或稳定需要少量帮助站起来或稳定<br>0 分：站起来需要中等或大量帮助 |
| 2.独立站立 | 请独立站立 2 分钟 | 4 分：能安全的独立站立 2 分钟<br>3 分：在监护下能站立 2 分钟<br>2 分：能独立站立 30 秒<br>1 分：尝试几次才能独立站立 30 秒<br>0 分：不能能独立站立 30 秒<br>（如果患者能安全的独立站立 2 分钟，那么"独立坐"项得满分，直接进入第四项） |
| 3.独立坐 | 两手抱胸坐 2 分钟(背部无支持，脚可踩在地上、矮凳上) | 4 分：能安全无协助的坐 2 分钟<br>3 分：在监护下能坐 2 分钟<br>2 分：能独立坐 30 秒<br>1 分：能独立坐 10 秒<br>0 分：需支撑才能坐 10 秒 |
| 4.由站到坐 | 请坐下 | 4 分：需要很少帮助(手支撑)就能安全坐下<br>3 分：需要用手控制才能慢慢坐下<br>2 分：腿的背面需靠着椅子来控制坐下<br>1 分：能独立坐下但下降过程无控制<br>0 分：需要帮助才能坐下 |
| 5.床到椅转移 | 床→椅转移 | 4 分：能安全转移很少用手<br>3 分：能安全转移需手支撑<br>2 分：口头提示/监督下能转移<br>1 分：需一个人帮助转移<br>0 分：需两个人帮助转移/监督 |
| 6.闭眼站立 | 闭眼站立 10 秒 | 4 分：能安全的闭眼站立 10 秒<br>3 分：监督下闭眼站立 10 秒<br>2 分：闭眼站立 3 秒<br>1 分：不能闭眼 3 秒但能安全的站立<br>0 分：需帮助防止摔倒 |
| 7.双足并拢站立 | 无支撑下双足并拢站立 | 4 分：能双足并拢并安全的站 1 分钟<br>3 分：监督下能双足并拢并安全的站 1 分钟<br>2 分：能能双足并拢但不能保持 30 秒<br>1 分：需帮助并拢双足能保持 15 秒<br>0 分：需帮助并拢双足不能保持 15 秒 |

41

续表

| 项目 | 指令 | 评分 |
|---|---|---|
| 8.站立位上肢前伸 | 抬起上肢成90°，伸开手指尽可能向前(上肢成90°时，医生将软尺置于手指末端，手指不能触到尺子，患者前倾最大值时手指向前伸的距离。尽量双手前伸避免身体旋转) | 4分：能安全的向前伸25cm<br>3分：能向前伸12cm<br>2分：能向前伸5cm<br>1分：监督下能向前伸<br>0分：需外部支撑/向前伸时失去平衡 |
| 9.站立位从地上拾物 | 站立位捡起脚前面的拖鞋/物品 | 4分：能安全容易的捡起拖鞋<br>3分：监督下能捡起拖鞋<br>2分：不能捡起拖鞋但距离物品2～5cm能独立保持平衡<br>1分：不能捡起，尝试时需监督<br>0分：不能尝试/需帮助防止失去平衡或摔倒 |
| 10.转身向后看 | 左转看身后，再右转看身后。(医生在患者背后直接观察，鼓励患者转身) | 4分：能从两边向后看，重心转移较好<br>3分：能从一边向后看，另一边重心转移较少<br>2分：只能从一边向后看，但平衡较好<br>1分：转身时需监督<br>0分：需帮助防止重心不稳或摔倒 |
| 11.转身一周 | 顺时针转身一周，暂停，再逆时针转身一周 | 4分：安全转身一周用时小于等于4秒<br>3分：只能一个方向转身一周用时小于等于4秒<br>2分：能安全的转身一周但较缓慢<br>1分：需要密切监督或口头提示<br>0分：需要帮助 |
| 12.双足交替踏台阶 | 无支撑下双足交替踏台阶(或矮凳)4次 | 4分：能安全独立的交替踏4次，用时20秒内<br>3分：能独立的交替踏4次，用时>20秒<br>2分：监督下(不需帮助)双足交替踏2次<br>1分：需少量帮助能双足交替踏>1次<br>0分：需帮助尝试/防止摔倒 |
| 13.双足前后站立 | (示范)一只脚向前迈步。如果不能直接向前迈步，尽量向前迈远点，前脚的脚跟在后脚的脚趾前，步长需超过脚长，步宽需约等于患者的正常步宽 | 4分：能独立向前向后一步并保持30秒<br>3分：能独立向前一步并保持30秒<br>2分：能迈一小步保持30秒以上<br>1分：迈步时需帮助但能保持15秒<br>0分：在迈步或站立时失去平衡 |
| 14.单腿站立 | 无支撑下单脚站尽可能长时间 | 4分：单腿独立站立>10秒<br>3分：单腿独立站立5～10秒<br>2分：单腿独立站立≥3秒<br>1分：能抬起脚独立站立但不能保持3秒<br>0分：不能尝试/需帮助防止摔倒 |

总分

## 一、简介

1. Berg 平衡量表（Berg Balance Scale，BBS）为综合性功能检查量表，它通过观察多种功能活动来评价患者重心主动转移的能力，对患者坐、站位下的动、静态平衡进行全面检查。

2. Berg 平衡量表是一个标准化的评定方法，已广泛应用于临床，显示出较好的信度、效度和敏感性。

3. Berg 平衡量表是目前国外临床上应用最多的平衡量表。

4. Berg 平衡量表常用于评定脑血管及脑损伤患者的平衡功能。

## 二、检查内容

Berg 平衡量表将平衡功能从易到难分为 14 项内容进行检查。

## 三、计分方法

1. 每一评定项目分为 0、1、2、3、4 五个功能等级予以计分。4 分表示能够正常完成所检查的动作，0 分则表示不能完成或需要大量帮助才能完成。

2. 最低分为 0 分，最高分为 56 分。

3. 分数越高表明平衡能力越好。

# 附录 3  Tinetti 量表

## 一、平衡测试

患者坐在没有扶手的硬椅子上

**1.坐位平衡**

0分： 斜靠或从椅子上滑下

1分：稳定

**2.起身**

0分：没有帮助就无法完成

1分：用胳膊帮助才能完成

2分：不用胳膊就能完成

**3.试图起身**

0分：没有帮助就无法完成

1分：需要尝试1次以上才能完成

2分：1次尝试就能完成

**4. 立即站起来时平衡功能（站起的头 5 秒）**

0分：不稳(摇晃，移动脚步，明显躯干摆动)

1分：稳定，但是需要助行器或手杖，或抓住其他物体支撑

2分：稳定，不需要助行器或手杖,或抓住其他物体支撑

**5. 坐下时平衡**

0分：不稳

1分：稳定，但是两脚距离较宽［足跟中点间距离大于 4 英寸(1 英寸=2.54cm)］，或使用手杖、助行器或其他支撑

2分：稳定，两脚距离较窄,且不需要支撑

**6. 轻推（患者双脚尽可能靠拢站立，用手轻推 3 次）**

0分：开始就会摔倒

1分：摇晃并要抓东西,但是只抓自己

2分：稳定

**7. 闭眼（同第 6 姿势)**

0分：不稳

1分：稳定

**8. 转身 360°**

0分：不连续的步骤

1分：不稳定（手臂及身体摇晃）

2分：稳定

9. 坐下

0分：不安全

1分：用胳膊或动作不连贯

2分：安全且动作连贯

注:根据后退的危险性，如果从后方拉患者可能更安全

总分(满分 16 分)

## 二、步态测试

以舒适速度，使用辅具_____，走 3 米，需_____秒.

测试项目

**1.起步**

0分：有迟疑,或须尝试多次方能启动

1分：正常启动

**2.抬脚高度**

2a.左脚跨步

0分：脚拖地,或抬高大于 5~10 厘米

1分：脚完全离地,但不超过 5~10 厘米

2b.右脚跨步

0分：脚拖地，或抬高大于 5~10 厘米

1分：脚完全离地,但不超过 5~10 厘米

**3.步长**

3a.左脚跨步

0分：跨步的脚未超过站立的对侧脚

1分：有超过站立的对侧脚

3b.右脚跨步

0分：跨步的脚未超过站立的对侧脚

1分：有超过站立的对侧脚

**4.步态对称性**

0分：两脚步长不等

1分：两脚步长相等

**5.步伐连续性**

0分：步伐与步伐之间不连续或中断

1分：步伐连续

**6.走路路径（行走大约 3 米长）**

0分：明显偏移到某一边

1分：轻微/中度偏移或使用步行辅具

2分：走直线，且不需辅具?

**7.躯干稳定**

0分：身体有明显摇晃或需使用步行辅具

1分：身体不晃，但需屈膝或有背痛或张开双臂以维持平衡

2分：身体不晃,无屈膝，不需张开双臂或使用辅具

**8.步宽（脚跟距离）**

0分：脚跟分开（步宽大）

1分：走路时两脚跟几乎靠在一起

总分(满分 12 分)

治疗师签名

## 简介

Tinetti 量表(Tinetti Balance and Gait Analysis)：包括平衡和步态测试两部分，满分 28 分。其中平衡测试有 9 个项目，满分 16 分，步态测试共有 8 个项目,满分 12 分。Tinetti 量表测试一般要 15 分钟，如果得分少于 24 分，表示有平衡功能障碍；如果少于 15 分，表示有跌倒的危险。

# 附录4　帕金森病非运动症状评价量表

根据最近一个月以来患者的自身情况进行评分
严重程度：1分=轻度，出现症状但只给患者带来轻微的不适或痛苦
2分=中度，症状给患者带来一定的痛苦
3分=重度，症状给患者带来极大的痛苦

| 项目 | 否 | 是 | | | | | | |
|---|---|---|---|---|---|---|---|---|
| | | 程度 | | | 频率 | | | |
| | | 轻度 | 中度 | 重度 | 极少 | 经常 | 频繁 | 非常频繁 |
| 1.从躺着或坐着到站着时，觉得轻度头痛、头晕或乏力 | | 1 | 2 | 3 | 1 | 2 | 3 | 4 |
| 2.因为头晕或失去知觉而摔倒 | | 1 | 2 | 3 | 1 | 2 | 3 | 4 |
| 3.白天常在一些场合打盹，如聊天、吃饭、看电视或阅读时 | | 1 | 2 | 3 | 1 | 2 | 3 | 4 |
| 4.疲劳或者无力影响患者白天的活动 | | 1 | 2 | 3 | 1 | 2 | 3 | 4 |
| 5.夜间入睡困难或者容易醒 | | 1 | 2 | 3 | 1 | 2 | 3 | 4 |
| 6.坐着或躺着休息时双下肢感觉不适，需不断活动才能缓解 | | 1 | 2 | 3 | 1 | 2 | 3 | 4 |
| 7.对周围发生的事情失去兴趣 | | 1 | 2 | 3 | 1 | 2 | 3 | 4 |
| 8.活动的主动性降低，不愿尝试新鲜事物 | | 1 | 2 | 3 | 1 | 2 | 3 | 4 |
| 9.看上去或患者自我感觉悲哀、情绪低落 | | 1 | 2 | 3 | 1 | 2 | 3 | 4 |
| 10.感觉到焦虑、紧张或者恐慌不安 | | 1 | 2 | 3 | 1 | 2 | 3 | 4 |
| 11.情绪没有起伏，缺乏正常情绪体验 | | 1 | 2 | 3 | 1 | 2 | 3 | 4 |
| 12.日常生活中缺乏愉快的生活体验 | | 1 | 2 | 3 | 1 | 2 | 3 | 4 |
| 13.看到或听到不存在的东西 | | 1 | 2 | 3 | 1 | 2 | 3 | 4 |
| 14.妄想，如有人要害自己、遭抢劫或别人对自己不忠 | | 1 | 2 | 3 | 1 | 2 | 3 | 4 |
| 15.看东西重影，一个看成两个 | | 1 | 2 | 3 | 1 | 2 | 3 | 4 |
| 16.做事难以集中精力，如阅读或交谈时 | | 1 | 2 | 3 | 1 | 2 | 3 | 4 |

| 项目 | 否 | 是 | | | | | | |
|---|---|---|---|---|---|---|---|---|
| | | 程度 | | | 频率 | | | |
| | | 轻度 | 中度 | 重度 | 极少 | 经常 | 频繁 | 非常频繁 |
| 17.对近期发生的事情记忆有困难 | | 1 | 2 | 3 | 1 | 2 | 3 | 4 |
| 18.忘记做一些事情，比如吃药 | | 1 | 2 | 3 | 1 | 2 | 3 | 4 |
| 19.白天流口水 | | 1 | 2 | 3 | 1 | 2 | 3 | 4 |
| 20.吞咽困难或呛咳 | | 1 | 2 | 3 | 1 | 2 | 3 | 4 |
| 21.便秘（一周少于三次大便） | | 1 | 2 | 3 | 1 | 2 | 3 | 4 |
| 22.尿急 | | 1 | 2 | 3 | 1 | 2 | 3 | 4 |
| 23.尿频（两次小便间隔少于 2 小时） | | 1 | 2 | 3 | 1 | 2 | 3 | 4 |
| 24.夜间规律的起床排尿增多 | | 1 | 2 | 3 | 1 | 2 | 3 | 4 |
| 25.性欲改变，增强或减退 | | 1 | 2 | 3 | 1 | 2 | 3 | 4 |
| 26.性生活有困难 | | 1 | 2 | 3 | 1 | 2 | 3 | 4 |
| 27.不能解释的疼痛（是否与药物有关或抗 PD 药物能否缓解） | | 1 | 2 | 3 | 1 | 2 | 3 | 4 |
| 28.味觉或嗅觉功能减退 | | 1 | 2 | 3 | 1 | 2 | 3 | 4 |
| 29.不能解释的体重改变（排除饮食的影响） | | 1 | 2 | 3 | 1 | 2 | 3 | 4 |
| 30.出汗增多（排除炎热天气的影响） | | 1 | 2 | 3 | 1 | 2 | 3 | 4 |

频率：1分=极少（少于一周一次）；2分=经常（一周一次）；3分=频繁（一周数次）；4分=非常频繁（每天都有或持续存在）